环境科学学术文库·环境检测

大气污染与儿童血铅预测模型

张宏志　严培胜
杨珂玲　张志刚　编译

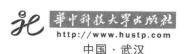

华中科技大学出版社
http://www.hustp.com
中国·武汉

图书在版编目(CIP)数据

大气污染与儿童血铅预测模型/张宏志等编译. —武汉：华中科技大学出版社,2013.12

ISBN 978-7-5609-9587-8

Ⅰ.①大… Ⅱ.①张… Ⅲ.①空气污染-关系-儿童-铅中毒-研究 ②儿童-铅-血液检查-预测-模型 Ⅳ.①R725.9 ②R725.5

中国版本图书馆 CIP 数据核字(2013)第 307948 号

大气污染与儿童血铅预测模型　　　张宏志　严培胜　　编译
　　　　　　　　　　　　　　　　　杨珂玲　张志刚

责任编辑：王汉江
封面设计：范翠璇
责任校对：封力煊
责任监印：周治超
出版发行：华中科技大学出版社(中国·武汉)
　　　　　武昌喻家山　　邮编：430074　　电话：(027)81321915
录　　排：武汉市洪山区佳年华文印部
印　　刷：华中理工大学印刷厂
开　　本：850mm×1168mm　1/32
印　　张：6.25
字　　数：156 千字
版　　次：2014 年 8 月第 1 版第 1 次印刷
定　　价：20.00 元

内 容 简 介

随着世界环境的日益恶化,温室效应的逐渐显著,越来越多的人开始关注大气环境的质量。其中,大气环境影响预测是实施大气环境保护合理措施的重要环节。20 世纪 90 年代中后期,美国气象学会联合美国环境保护局组建法规模型改善委员会,基于最新的大气边界层和大气扩散理论,成功开发了 AERMOD 大气扩散模型,并作为新一代法规模型,替代原来的 ISC 模型。该模型已被列入我国环境影响评价技术导则——大气环境 (HJ/T 2.2—2008) 推荐模型之一。该模式系统可用于多种排放源(包括点源、面源和体源)的排放,也适用于乡村环境和城市环境、平坦地形和复杂地形、地面源和高架源等多种排放扩散情形的模拟和预测。而 IEUBK 模型是美国环保署推荐使用的儿童血铅预测模型,包含了暴露、摄入、体内代谢动力学过程和概率分布四个模块,通过对上述一组极端复杂的方程的快速计算和再计算,预测 0～84 个月儿童暴露于铅污染介质后的血铅水平。为了进一步深入了解 AERMOD 模型和 IEUBK 模型,并推广其在中国的应用,我们翻译了 AERMOD 大气扩散模型和 IEUBK 儿童血铅综合暴露吸收生物动力学模型。

本书可以作为高等学校环境类专业的教学用书,也可作为高等院校本科生和研究生的学习参考书,还可供从事环境保护工作的技术人员参考。

前　言

　　随着我国经济建设的高速发展,环境污染问题日益突出。特别值得关注的是,污染积累到一定程度才会显现危害生态和健康的重金属污染问题,在我国部分地区已十分突出,它不仅危害当地人民健康,而且直接影响社会稳定,已经成为涉及人民群众利益的突出问题,也是影响构建社会主义和谐社会的重大公共安全问题,亟待解决。

　　国家环境保护部公益性行业科研专项课题"环境铅、镉污染的人群健康危害法律监管研究"以重金属污染中特别突出的铅和镉为研究对象,以建立中国环境污染健康风险评价技术体系、完善环境污染健康损害鉴定技术、加强环境健康风险法律监管为目标,采取跨学科研究方法,集环境医学、环境科学、环境法学研究为一体,建立重金属铅、镉污染健康风险评估体系,以减轻重金属污染导致的人群健康危害,提高我国人口素质,并寻求环境与健康管理体制与工作机制创新,提高重金属污染监管的效率和针对性,增强政府公共服务能力。本书是该项目的中期成果之一。

　　最初我们想把 AERMOD 大气扩散模型和 IEUBK 儿童血铅预测模型进行本土化,并将两者整合起来进行系统开发,但很快我们发现工作量巨大,短期内很难完成,为此我们只完成两个模型的本土化。为了后期能够将两个模型整合进行系统开发,需要对模型有全面、深入的了解，为此我们就产生了翻译出版这两个模型的想法。我们相信通过本书的出版能够进一步推广 AERMOD 大气扩散模型和 IEUBK 儿童血铅综合暴露吸收生物动力学模型在中国的研究与应用。

全书共分三章。第一章由严培胜撰写，第二章由严培胜翻译，第三章由张宏志、杨柯玲和张志刚翻译。全书由严培胜负责统稿。

书稿的主要内容翻译于美国气象学会联合美国环境保护局组建法规模型改善委员会的 AERMOD 大气扩散模型和美国环保署推荐使用的 IEUBK 儿童血铅预测模型，原文来自美国环保署网站 http//www.epa.gov. 该网站提供的内容为公益性质，除非特别声明，所有文档及软件产品均可用于非营利性目的。本书的出版得到了国家环境保护部公益性行业科研专项课题"环境铅、镉污染的人群健康危害法律监管研究"经费的资助，研究生刘娟、曾青、张倩参与了部分书稿的资料收集和翻译整理工作，在此一并表示诚挚的谢意！

由于编者水平有限，书中的不足之处敬请读者斧正，我们将不胜感激！

编　者

目　　录

第 1 章　　绪　　　论

　　工业污染源对大气环境质量有着直接的影响,但由于高成本和相关实验的难度,对污染物浓度进行准确的动态分时空监测不是十分可行的,因此大气污染物扩散模式被广泛地用来模拟预测污染物的扩散分布情况,以及评估大气环境质量,而大气环境质量的分布对了解和监测国家污染状况是至关重要的。

　　20 世纪 80 年代初,科学家将最新的大气边界层和大气扩散理论应用到大气污染扩散模式中,当然也包括 AERMOD 模型。20 世纪 90 年代中后期,美国气象学会(AMS)联合美国环境保护局(EPA)组建法规模式改善委员会(AMS/EPA Regulatory Model Improvement Committee,AERMIC),基于最新的大气边界层和大气扩散理论,成功开发了 AERMOD 大气扩散模型,并作为新一代法规模型,替代原来的 ISC(Industrial Source Complex)模型。AERMOD 模型已被列入我国环境影响评价技术导则——大气环境（HJ/T 2.2—2008)推荐模型之一。

　　AERMOD 模型是稳态烟羽扩散模型,它以扩散统计理论为出发点,假设污染物的浓度分布在一定程度上服从高斯分布。AERMOD 模型系统的结构包括三个独立的部分:AERMOD(扩散模型)、AERMET(气象数据预处理器)和 AERMAP (地形数据预处理器)。作为新一代法规性质的大气扩散模式,AERMOD 模型具有下述特点:

(1) 按空气湍流结构和尺度的概念,湍流扩散由参数化方程给出,稳定度用连续参数表示;

(2) 中等浮力通量对流条件采用非正态的 PDF 模式;

(3) 考虑了对流条件下浮力烟羽和混合层顶的相互作用;

(4) 考虑了高度尺度对流场结构及湍动能的影响;

(5) AERMOD 模型系统可以处理地面源、高架源、平坦和复杂地形,以及城市边界层。

目前,虽然国家环境保护部已经计划向国内引入 AERMOD 模型,并且国内已有部分学者通过将该模型与 1993 年版的大气导则模型进行对比,证明了 AERMOD 模型更能反映污染物的实际扩散规律。但由于目前该模型系统在国内并没有得到较广泛的应用,而且该模型本身也一直在不断完善中,为验证它的可靠性、合理性及实用性并确定其预报准确率,建议在该模型推广应用到一个新的地区或城市之前,应当经过模型评估过程。评估首先要收集或模拟相关气象参数,建立污染源参数清单以及相应的污染物浓度监测数据,这些数据的获得都有相当难度但又是必不可少的;其次要利用这些参数和数据生成模型所需的各种文件并输入模型进行模拟,对模拟结果进行统计分析和模型验证。

总之,评估过程是一个必不可少的环节,在验证模型的过程中可以发现模型对研究区域的各种参数的敏感性和适应性,并可以发现什么因素是不可忽略的,为利用 AERMOD 模型开展一系列应用研究奠定基础。

IEUBK(The Integrated Exposure Uptake Biokinetic)模型是美国环境保护局推荐使用的儿童血铅预测模型,包含了暴露、吸收、生物动力学和概率分布四个模块,通过对上述过程的一组极端复杂的方程的快速计算和再计算,预测 0~84 个月儿童暴露于铅污染介质后的血铅水平。其首先假设儿童或儿童群体血铅的分布类型近似几何正态分布,根据收集到的污染源或暴露途径信息预测儿童或儿童群体的血铅水平几何均值,进而估算血铅水平超过某一临界浓度（10 μg/dL)的概率。

IEUBK 血铅预测模型最初产生的动因,主要源于危险居民区土壤清理工作的开展。根据美国固体废弃物与应急响应办公室（OSWER)的政策和美国环境保护局的建议,血铅研究的结果不能用于环境风险的识别研究,血铅研究仅能作为医疗干预的手段,况且大样本人群的血铅采集受到诸多因素的制约。基于上述情况,为避免血铅采样所带来的不稳定性,利用相关环境数据进行人体血铅预测就成了一个颇具可行性的选择,IEUBK 模型正是出于这一需求应运而生。

IEUBK 模型涵盖暴露、吸收、生物动力学、概率分布四个模块。模型中铅的来源途径包括土壤、室内外灰尘、饮用水、空气和饮食等,进入人体呼吸和胃肠系统的铅只有一部分最终进入血液循环系统而产生毒性,假设模型中从不同环境介质进入人体的铅,其生物有效性不同,而且不同铅的摄入剂量、吸收率也存在差异。模型的核心是预测暴露于数个污染源或通过几种暴露途径暴露于铅污染物的儿童血铅浓度,并通过数学和统计学方程建立儿童环境铅暴露与体内血铅浓度的关系。其生物动力学模块将吸收的铅通过生理和生化过程在体内不同部位的转移用数学算式表达出来,把吸收模块计算得到的总铅吸收率作为计算血浆和胞外体液铅分配的输入参数,用转移系数来计算铅在体内不同部位间的分配以及排出的比例。通过转移系数和总铅吸收率就可以计算出人体各部位铅的动态含量,特别是血铅浓度的变化。

模型的重要应用之一是获取基于降低目标的土壤铅浓度水平,其被 EPA 视为获得当前或未来居住地区基于风险的土壤净化水平的"首要工具",这种净化水平的获得可以避免血铅的反复测量,毕竟血铅测量的结果会因人群行为(减少洗手次数或微尘堆积)的改变而随时间发生变化。但需要指出的是,血铅测量有助于识别最重要的暴露途径,进而引导医疗社区救助需要医疗干预的儿童,同时评估健康教育活动的影响,而这些是模型所无法比拟的。所以,一般认为 IEUBK 模型并不能代替血铅测量及具体儿童的医学风险评价,特别是当医学评价考虑到行为以及营养状况等具体信息时,会超出环境风险模型的应用范围。

　　我们希望本书的出版能够进一步推广 AERMOD 大气扩散模型和 IEUBK 儿童血铅综合暴露吸收生物动力学模型在中国的研究与应用。

第2章 AERMOD大气扩散模型

2.1 AERMOD模型的产生

2.1.1 背景

1991年,美国气象学会(AMS)和美国环境保护局(EPA)发起了一个正式的合作,此项合作的设计目标是将目前行星边界层(PBL)的概念引入到监管的大气扩散模型。为了形成这项合作成果,AMS和EPA的科学家组成了一个工作组(命名为AMS/EPA法规模式改善委员会,AERMIC)。

在大多数空气质量的应用中,人们往往关注大气在PBL中的扩散。靠近地球表面的动荡空气层受地表散热、摩擦以及上覆分层的控制。通常来说,PBL在夜间几百米到白天1~2 km范围内波动。对PBL的理论研究大致开始于20世纪70年代,通过数值模拟、实地观察和实验室模拟而形成,最后由Wyngaard(1988)得到了一个总结。对流边界层(CBL)的理论是由Deardorff(1972)提出的,它是通过数值模拟而得到的,通过此次模拟,揭示了边界层的垂直结构和重要的湍流尺度。其次,扩散模型的主要见解是通过实验室模拟、数值模拟和实地观察(Briggs(1988),Lamb(1982)和Weil(1988))而得来。相对于稳定边界层(SBL),它的发展相对比较慢。到 20 世纪 80 年代中期,一个针对表层扩散性的完善理论框架和高架源的方法才正式提出(Briggs(1988)和Venkatram(1988))。

20 世纪 80 年代中期,研究人员开始申请将这些信息应用到简单的扩散模型中。这包括表面释放的涡流扩散技术、统计理论和 PBL 扩散参数估计,针对 CBL,产生了一个新的概率密度函数(PDF)方法,通过这种简单的方法获取气象变量(如表面感热通量等)需要将湍流参数化,等等。大部分工作是审查和促进研讨会(Weil,1985),修订文本(Pasquill 和 Smith,1983),以及短期课程和专题论文(Nieuwstadt 和 van Dop,1982;Venkatram 和 Wyngaard,1988)。到 20 世纪 80 年代中期,基于这一技术的新型应用扩散模型已经有所发展,其中包括 PPSP(Weil 和 Brower,1984)、OML(Berkowicz 等,1986)、HPDM(Hanna 和 Paine,1989)、TUPOS(Turner 等,1986)、CTDMPLUS(Perry 等,1989);随后,在英国开发的 ADMS(Carruthers 等,1992)以及 SCIPUFF(Sykes等,1996)模型也得到了很大的进展。AERMIC 成员参与了PPSP、CTDMPLUS 和 HPDM 三个模型的开发过程。

20 世纪 80 年代中后期,基于 PBL 和新的扩散方法的一门实质性的学科应用到改造监管扩散模型中。1984 年前在修订或提出的监管模型开发中,Smith(1984)报道该技术落后于最先进技术很多年,虽然取得了预测结果,但该预测结果与观测结果并不一致。Hayes 和 Moore(1986)也报道了类似的发现,他们总结了 15个模型的评价研究报告,清楚地认识到了美国环境保护局基本监管模型需要全面修订。这种需要,包括背景信息和建议的总结,是AMS/EPA 研讨会上更新应用扩散模型(1984 年 1 月 24 日至 27日在 Clearwater,Florida(Weil,1985))和其他审查文件(1985 年11 月的重点气候和应用气象学杂志问题)的焦点。

1991 年 2 月,美国环境保护局与美国气象学会共同举行了一个关于 PBL 的湍流参数化和最先进的扩散模型讲习班。讲习班的成果之一是 AERMIC 的成立。如上所述,AERMIC 活动的目的是建立较早的发展模型以及为监管应用提供一个最先进的扩散模型。通过设计过程,并考虑到现行监管模型的性质,AERMIC 的目标从最初的形式扩大了。此外,除了改善 PBL 湍流的参数,其他问题也需要了解,如烟羽与地形、表面释放、建筑物下洗和城市扩散的相互作用,都是需要注意的。

AERMIC 开发的新模式,其目的是用于短距离且污染源为工业源的扩散,由 EPA 工业源复杂模型——ISC3(EPA,1995)处理相同的情况。这项工作明显受益于 20 世纪 80 年代模型的开发活动,尤其是平均风速和 PBL 中湍流的参数化,以及 CBL 中的扩散和烟羽/地形相互作用的处理。在 PBL 参数化和 CBL 扩散的新模型中所使用的技术与较早的模型类似。CBL 中的湍流特性采用的"对流缩放"来源于 Deardorff (1972)的建议,包含大多数上述的模型(如 PPSP、OML、HPDM)。这些早期模型使用的算法被认为是伴随着它们的技术改变而改善的。此外,AERMIC 模型的诸多可靠性方面的发展是归因于 20 世纪 80 年代研究人员所做的开拓性的努力。

2.1.2　AERMIC 的焦点:替代 ISC3 模型

AERMIC 最初讨论的焦点是:从各种工业源类型设计的监管模型估计近场的影响。EPA 近场模型的监管平台在过去的 25 年中,除了少数例外,基本上保持不变。在此期间,ISC3 的主力监管模型附带代码的结构,易于适应各种环境的变化(此模型在大多数州已实施计划建设、新源许可证、风险评估和有毒气体污染物的暴露分析)。因此,AERMIC 选择对 EPA 的 ISC3 模型进行大幅度的改进。AERMIC 的目标是形成一个替代 ISC3 的完整模型：

（1）采用 ISC3 的输入/输出计算机的体系结构；

（2）用新开发或当前最先进的模型技术更新那些不实用、陈旧的 ISC3 模型算法；

（3）尽管只是在改进阶段，但是以 ISC3 建模来确保工业源和目前大气的对流过程，并将继续处理 AERMIC 模型（AERMOD）。

AERMOD 建模系统包括两个预处理器和一个扩散模型。气象预处理器（AERMET）提供气象信息，它用于描述 PBL。地形预处理器（AERMAP）显示两种地形的特点，并为扩散模型（AERMOD）产生受体网格。

AERMET 使用气象数据和表面特性来计算 AERMOD 需要的边界层参数（如混合层高度、摩擦速度等）。这样的数据，不论是测量异地或现场，必须能代表气象建模的范围。AERMAP 使用网格地形数据计算每个受体相关位置的具有代表性的地形高度。网格数据提供给 AERMAP 数字高程模型（DEM）数据（USGS，1994）格式。地形预处理也可以被用来计算离散受体和受体网格。

在改进 AERMOD 的过程中，AERMIC 采用设计标准来产生需要的监管模型。有人认为，该模型应该：

（1）在最小化不连续性的各种各样的条件下提供合理的浓度估计；

（2）是用户友好型的，并要求在 ISC3 模式的情况下，合理地输入数据和计算机资源；

（3）捕捉基本物理过程，而且从根本上保持简单；

（4）随着科学的发展能进行适当的修改。

相对于 ISC3，AERMOD 目前包含新的或改进后的算法：

（1）对流层和稳定边界层的扩散的计算；

（2）烟羽上升和浮力的计算；

（3）进入高架倒置的烟羽渗透的计算；

（4）垂直剖面风速、湍流、温度的计算；

（5）城市夜间边界层的扩散的计算；

（6）所有类型的地形及以上的烟羽高度的表面受体的处理；

（7）建筑唤醒效应的处理；

（8）提出了一种表征基本边界层参数的改进方法；

（9）烟羽处理。

2.1.3　AERMOD 模型的开发过程

AERMIC 提出了一个七步骤的模型开发过程，最终监管机构颁布决定用 AERMOD 模型代替 ISC3 模型。模型开发的具体七个步骤如下：

（1）建立初始模型；

（2）发展性评价；

（3）内部同行审查和 beta 测试；

（4）制定修正模型；

（5）绩效评价和敏感性测试；

（6）外部同行审查；

（7）考虑作为一个监管模式提交给美国环境保护局空气质量规划和标准办公室（OAQPS）。

AERMOD 的最初构想是由 Perry（1994）和 Cimorelli 等人（1996）提出的。一旦构想实现，模型将在各种领域测量模型中进行检测（发展性评价），以确定需要改进的领域。发展性评价为制定选择方案提供了基础。

使用五个资料库进行了这一发展性评价。三个数据库由基于事件的示踪剂释放，而其他两个包含全年的连续二氧化硫测量数据。这些数据库覆盖了高架和表面扩散层、复杂的地形和简单的地形、农村和城市边界层。Lee 等人（1995）对早期的发展性评价进行了描述，并在后来的报告（1998）中公开发布。此外，进行了一个全面的同行评审（EPA，2002）。根据同行审查、beta 测试以及在美国环境保护局第六次关于空气质量模拟会议期间的公共论坛上收到的评论和意见，对原始构想进行了许多修订。Lee 等人（1998）重新描述了关于当前模型的发展性评价（如同行评议的基础性修订）。

　　此外，AERMOD 经历了一个完善的综合绩效评估过程（Brode，2002），设计去评估怎样更好地运用大量独立的资料库进行 AERMOD 模型的浓度估计，以及为了用于管理决策评估模型的充分性。也就是说，如何处理在浓度分布高端的模型预测浓度。基于五个独立的资料库（两个关于简单的地形和三个关于复杂的地形）评估 AERMOD 模型，其中每一个资料库都包含了全年的连续二氧化硫测量数据。此外，AERMOD 模型的性能与其他四个已采用的监管模型的性能作比较：ISC3（EPA，1995）、CTDM-PLUS（Perry，1992）、RTDM（Paine 和 Egan，1987）和 HPDM（Hanna 和 Paine，1989；Hanna 和 Chang，1993）。使用 EPA "协议确定性最佳性能模型"的程序（EPA，1992），完成 AERMOD 模型和这些模型性能的比较。

　　2000 年 4 月 21 日，美国环境保护局在空气质量模型指引（联邦法规守则，1997）的附录 A 中提议将 AERMOD 替换 ISC3。因此，在最终的决议后，AERMOD 可能成为美国环境保护局关于简单和复杂地形的监管模式的首选。此外，2000 年 5 月 19 日美国环境保护局宣布于 2000 年 6 月 28 日至 29 日举行第七次空气质量模拟会议。本次会议的目的是接收 4 月份的意见——2000 份建议。在第七次会议上，公布了绩效评价和同行评议以及收到的市民意见的处理结果。根据这些意见来修订 AERMOD、已纳入了建筑物下洗的 PRIME 算法,消除模型领域在 AERMOD 中地形复杂构想的依赖,以及各种其他不太重要的问题。这里,Cimorelli(2004)和 Perry(2003)等人提出一个全面修订的模型描述。Perry 等人(2003)和 Brode(2002)记录了 AERMOD 最终版本的性能。

2.1.4　本书的目的

本书的目的是提供 AERMOD 和它的预处理器的一个全面、详细的关于技术构想的说明,提供其他文献中所没有包括的许多细节(Cimorelli 等人(2004),Perry 等人(2003))。

本书并不包括模型性能的相关信息。如上所述,在本书中描述了由 Perry 等人(2003)和 Brode(2002)发现的模型性能。

2.2　AERMOD 模型的特征

本节将对 AERMOD 模型的重要特征进行概述。除了处理污染沉积问题外,AERMOD 模型系统已经完全替代 ISC3。AERMOD模型系统旨在将干湿粒子、气体沉积、污染源、烟羽损耗等结合,在收集这些数据的基础上进行进一步的分析。当数据采集完成后,就会研究对数据进行修正,包括对沉积物的详述。并且,这里所概述的 AERMOD 模型系统同样适用于城市和乡村、平原和复杂的地形带、地面及其上方的污染物,以及各种污染源(包括点污染源、平面区域型污染源、空间立体型污染源)扩散的研究。这样,当向系统中输入来源于微小变化的参数变量,通过模型分析测算输出较大变化的变量值时,就可以使系统的构建变得连续。

AERMOD 模型是一个平稳的烟羽模型。在稳定边界层

(SBL),假定浓度在垂直和水平方向上的分布都服从高斯分布。在对流边界层(CBL),浓度的水平方向的分布也假设服从高斯分布,但在垂直方向的分布则服从一个双向高斯概率密度函数(PDF)的分布。CBL浓度分布这一论述是由 Willis 和 Deardorff(1981)以及 Briggs(1993)共同研究得出的。此外,在对流边界层,AERMOD模型会对"烟羽放样"进行处理,即一部分由浮力污染源释放出来的烟羽在混入对流边界层之前,将会上升到边界层的顶端。AERMOD模型也会跟踪那些从稳定边界层渗透而入的烟羽,并且如果在时间和假设条件上适合的话,允许这部分烟羽重新进入稳定边界层。而对于那些存在于稳定边界层和对流边界层的烟羽,AERMOD 模型将会通过加强横向扩散来研究烟羽的曲线。

AERMOD 模型使用一个相对简单的方法,结合了复杂地形情况下流动和扩散的概念。在这种复杂地形情况下,烟羽被认为会向下冲击或沿着复杂地形进行扩散。这种方法在物理上已经得到认可,并且它在实施过程中也很简单,避免了在构建其他常规模型时要区分简单、中间和复杂地形的麻烦。因此,AERMOD 模型避免了重新定义复杂地形机制的需要。同时,AERMOD 模型在稳定分层条件下,考虑使用分界流线的概念(Snyder 等人,1985),即将所有的地形都视为稳定、连续的状态。

AERMOD 扩散模型的应用带来的重大改进之一,就是其通过对地表和混合层缩放,能够将 PBL 模型形象化。AERMOD 模型根据使用的相似性(缩放)关系,测量和推断构造的垂直剖面所需的气象变量。通过使用所有可用的气象观测数据,来估测垂直剖面的风速、风向、湍流、温度和温度梯度。AERMOD 模型可以对观测的气象参数进行最低运行。作为对 ISC3 模型的一种替代模型,AERMOD 模型可以直接使用从国家气象局(NWS)所得到的数据。AERMOD 模型仅需要单一地对地表风速（该项测量必须在地表粗糙长度为 $7z_0$（z_0 为表面粗糙长度）和 100 m 之间）、风向、环境温度进行测量。与 ISC3 模型相似，AERMOD 模型也需要观测云量。然而，当云量的数据无法获得（如从现场观测数据中）时，我们就可以通过测量两个垂直温度（通常选择 2～10 m）以及太阳辐射量，来替代云量数据。为了测算整个白天的对流混合层高度，AERMOD 模型需要对早间高空大气实行完整的监测，可使用无线电探空测风仪来监测。而为了建构 PBL 模型中相关参数的相似性剖面，还需要采集表面特征型数据（表面粗糙度、波纹比以及反照率）。

不同于常规的监测模式，AERMOD 模型在扩散测量过程中，它在 PBL 的垂直方向上是不均匀的。为了使这些数据有效，能够与 PBL 模型中的参数同质，我们将这些监测到的 PBL 数据取平均值。

图 2-1 显示了 AERMOD 模型的信息流和处理过程。建模系统由一个主程序（AERMOD 模型）和两个预处理器（AERMET 模型和 AERMAP 模型）组成。AERMET 模型的主要目的是使用 AERMOD 模型计算边界层参数。在 AERMOD 模型内部的气象界面，使用这些参数来生成所需气象变量的剖面数据。此外，AERMET 模型会将所有的气象观测值传递给 AERMOD 模型。

首先，将表面特征数据（反照率、粗糙度和波纹比）以及标准的气象观测数据（风速、风向、温度、云量）输入 AERMET 模型。接着，AERMET 模型计算 PBL 的参数：摩擦速度（u_*）、莫宁-奥布霍夫长度（L）、对流速度（w_*）、温度尺度（θ_*）、混合层高度（z_i）和表面感热通量（H）。然后，这些参数会被传递到节点处（在 AERMOD 模型内部），通过相似性关系计算出风速（u）、横向和纵向的湍流强度 σ_v 和 σ_w、潜在的温度梯度（$\mathrm{d}\theta/\mathrm{d}z$）以及潜在的温度（$\theta$）。

AERMIC 模型的地形前处理器 AERMAP，采用网格地形数

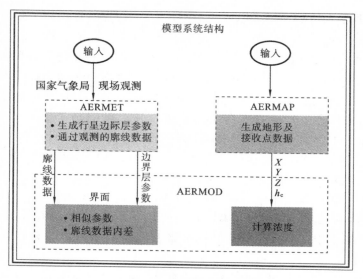

图 2-1　AERMOD 模型的信息流和处理过程

据计算出有代表性的地形影响的高度(h_c),也称为地形高度规模。地形高度规模是专门作为每个接收点位置的定义,用它来计算流线分界的高度。AERMAP 需要的网格数据会从数字高程模型(DEM)中获得数据源。AERMAP 也可以用来创建接收点网格。每个指定接收点的海拔高度将通过 AERMAP 自动分配。对于每一个接收点,AERMAP 把以下信息传递到 AERMOD:接收点(x_r, y_r)的位置,其平均海拔高度(z_r)和指定接收点的地形高度规模(h_c)。

本章对 AERMOD 扩散模型的基本框架进行全面的描述。AERMOD 系统包括 INTERFACE、AERMET 以及 AERMAP。具体有:

(1) AERMET 算法的完整描述,它可以每小时定量地提供

PBL 的参数；

　　(2) 地形调整浓度方程的一般形式；

　　(3) 对流层和稳定边界层的烟羽上升和扩散的恰当算法；

　　(4) 处理边界层的不均匀性；

　　(5) 算法生成所需气象参数的垂直剖面；

　　(6) 夜间城市边界层数据的处理；

　　(7) 建筑物下洗的处理(PRIME 的建立)；

　　(8) 基于烟羽曲线加强的横向扩散。

　　这里描述的模型代表 04300 版本的 AERMOD、AERMET 和 AERMAP。

2.3　气象数据预处理(AERMET)

　　AERMET 模型的基本目的是利用气象测量和建模数据，计算某些边界层参数，如估算风速、湍流强度、温度。AERMOD 接口用于估测这些剖面参数，这一部分将会在 2.4 节介绍。

　　虽然 AERMET 结构是基于现有的监管模式预处理，以及核磁共振渗透率(MPRM)(Irwin 等人，1988)气象数据的实际处理，但与已经完成的 CTDMPLUS 模型(Perry，1992)和 HPDM 模型(Hanna 和 Paine，1989；Hanna 和 Chang，1993)相类似。依赖表面效应，大气边界层热量及冲量的通量，会进而造成大气边界层的增长。这一大气边界层及其内部的污染物扩散的深度，都受到本地范围内表面特性的影响。这里所说的表面特性包括表面粗糙度、反照系数(反照率)、表面湿度利用率。由 AERMET 模型所提供的表面参数包括莫宁-奥布霍夫长度(L)、表面摩擦速度(u_*)、表面粗糙长度(z_0)、表面感热通量(H)以及对流速度(w_*)。AERMET 也会提供对流层和机械混合层的高度，即 z_{ic} 和 z_{im}。

AERMET 定义了 PBL 的稳定性,以 H 表示($H>0$,表示对流;$H<0$,表示稳定)。虽然 AERMOD 模型可以通过极少量的测量数据,甚至是一个测量高度,测算出气象剖面,但是在实际过程中,我们仍然会尽可能多地使用采集到的数据,定义边界层的垂直结构。除了提供 PBL 参数之外,AERMET 也会将测量出的参数,如风速、温度和湍流强度,以 AERMOD 模型所需要的形式进行传送。

2.3.1 PBL 的能量平衡

大气边界层热量及冲量的通量,推动 PBL 的增长和结构变化。为了能够准确地对 PBL 进行形象描述,首先需要对表面感热通量(H)进行准确测量,而它取决于净辐射量(R_n)和表面特性,如表面湿度利用率(以波纹比 B_0 的形式描述)。在 CBL 中,一个简单的能量平衡的方法(Oke,1978)是一种派生表述,在 AERMET 模型中可使用它估测感热通量(H)。我们从以下在 PBL 能量平衡中简单的特征描述开始:

$$H+\lambda E+G=R_n \qquad (2-1)$$

式中:H 为感热通量;λE 是潜热通量;G 为土壤热通量;R_n 为净辐射量。

根据公式,为了计算感热通量 H,还需要知道潜热通量 λE 和土壤热通量 G,它们可以分别根据关系式 $G=0.1R_n$ 及 $\lambda E=\dfrac{H}{B_0}$ 计算得到。将两个关系式代入式(2-1),感热通量的计算公式就变成

$$H=\frac{0.9R_n}{1+1/B_0} \qquad (2-2)$$

1. 净辐射量

如果无法获得 R_n 的估测值,净辐射可以通过在地面的太阳辐射和热辐射平衡进行估测,而它遵循 Holtslag 和 Ulden(1983)

的测算方法,其计算公式如下:

$$R_n = \frac{(1-r\{\phi\})R + c_1 T_{ref}^6 - \sigma_{SB} T_{ref}^4 + c_2 n}{1+c_3} \qquad (2\text{-}3)$$

式中:$c_1 = 5.31 \times 10^{-13}$ W·m^{-2}·K^{-6};$c_2 = 60$ W·m^{-2};$c_3 = 0.12$;σ_{SB} 是 Stefin Boltzman 常数(5.67×10^{-8} W·m^{-2}·K^{-4});T_{ref} 是在基准高度下的环境空气温度;R_n 是净辐射量;$r\{\phi\}$ 为反照率。

反照率通过公式

$$r\{\phi\} = r' + (1-r')\exp(a\phi+b)$$

计算可得,其中

$$a = -0.1, \quad b = -0.5(1-r')^2, \quad r' = r\{\phi = 90°\}$$

注:花括号{}内的内容表示变量的函数形式。

云量参数修正的太阳辐射量 R,是从 Kasten 和 Czeplak(1980)的公式中推导出来的,其公式如下:

$$R = R_0 (1 - 0.75 n^{3.4}) \qquad (2\text{-}4)$$

其中,n 是云层覆盖数据,而 R_0 是在阳光明媚的天空下通过

$$R_0 = 990\sin\phi - 30$$

计算得出的,$\phi\left(= \dfrac{\varphi\{t_p\} + \varphi\{t\}}{2}\right)$ 是太阳高度角,其中 t_p 和 t 分别是过去和当前时刻(1975)。

注:当云量观测值无法获得时,可以通过公式(2-3)以 0.5 的值估测,并且需要知道太阳辐射量。

2. 在 CBL 和 SBL 之间的转变

当 PBL 从对流层到达稳定边界层时,感热通量会从正值变为负值。感热通量在过渡点的时候会消失,这表明净辐射量会等于零。当假设 $R_0 = 0$ 时,代入式(2-3),解出临界太阳仰角 ϕ_{crit} 的正弦值 CBL 和 SBL 的过渡点相一致,然后通过公式得到

$$\sin\phi_{crit} = \frac{1}{990}\left[\frac{-c_1 T^6 + \sigma_{SB} T^4 - c_2 n}{(1-r\{\varphi\})(1-0.75n^{3.4})} + 30\right] \quad (2\text{-}5)$$

因此,AERMET 模型定义了 CBL 和 SBL 之间从白天到晚上的过渡点,比如说太阳高度仰角 $\phi = \phi_{crit}$。通常在晴天和有部分云的情况下,当 ϕ 大约达到 13°时,就会出现从稳定层向对流层的过渡;在阴天的情况下,ϕ_{crit} 增加到 23°(Holtslag 和 Ulden,1983)。

然而,如果太阳辐射测量运用 AERMET 估计云层覆盖数据来决定 ϕ_{crit},而不是实际的观测值,在公式(2-5)中云层覆盖数据(n)用等效的云层覆盖数据(n_{eq})替代,结合公式(2-4)来计算,得

$$n_{eq} = \left(\frac{1-R/R_0}{0.75}\right)^{1/3.4}$$

2.3.2 CBL 中的衍生参数

在本节中,使用 AERMET 方法计算 PBL 的参数在对流边界层进行了讨论。AERMET 首先估计感热通量(H),然后计算摩擦速度(u_*)和莫宁-奥布霍夫长度(L)。利用 H、u_* 和 L,AERMET 能估计混合层的高度和对流速度(w_*)。

1. CBL 中的摩擦速度和莫宁-奥布霍夫长度

在 CBL 中,AERMET 利用公式(2-2)中 H 的估计值来计算表面摩擦速度 u_* 和莫宁-奥布霍夫长度 L,由于摩擦速度和莫宁-奥布霍夫长度互相依赖,因此使用迭代法。此法类似于 Perry(1992)在 CTDMPLUS 中提出的方法。假设中性条件下($L = \infty$),AERMOD 初始化 u_* 和 L。u_* 和 L 的最终估计值是通过一次迭代达到收敛来计算的(有小于 1% 的连续迭代的变化)。u_* 的表达式(Panofsky 和 Dutton,1984)如下:

$$u_* = \frac{k u_{ref}}{\ln(z_{ref}/z_0) - \Psi_m\{z_{ref}/L\} + \Psi_m\{z_0/L\}} \quad (2\text{-}6)$$

式中:$k=0.4$ 为卡门常数;u_{ref} 是在参考高度下的风速;z_{ref} 是在表面层风速的参考测量高度;z_0 是表面粗糙长度。

通过公式(2-6)计算的稳定性(Ψ_m)如下:

$$\begin{cases} \Psi_m\left\{\dfrac{z_{ref}}{L}\right\}=2\ln\left(\dfrac{1+\mu}{2}\right)+\ln\left(\dfrac{1+\mu^2}{2}\right)-2\tan^{-1}\mu+\dfrac{\pi}{2} \\ \Psi_m\left\{\dfrac{z_0}{L}\right\}=2\ln\left(\dfrac{1+\mu_0}{2}\right)+\ln\left(\dfrac{1+\mu_0^2}{2}\right)-2\tan^{-1}\mu_0+\dfrac{\pi}{2} \end{cases} \quad (2\text{-}7)$$

式中:　　　$\mu=\left(1-16\dfrac{z_{ref}}{L}\right)^{1/4}$,　$\mu_0=\left(1-16\dfrac{z_0}{L}\right)^{1/4}$

在迭代过程中,第一步是解出公式(2-6)中的 u_*,假设 $\Psi_m=0$(中性条件下),并令 $u=u_{ref}$。初步估计 u_*,根据下面的定义计算 L(Wyngaard,1988),即

$$L=-\frac{\rho c_p T_{ref} u_*^3}{k g H} \quad (2\text{-}8)$$

式中:g 是重力加速度;c_p 为比定压热容;ρ 是空气密度;T_{ref} 表示表面层的环境温度。

然后,u_* 和 L 使用公式(2-6)、(2-7)和(2-8)进行迭代运算,直到 L 的变化值小于 1%。

参照高度下的风速和温度是表面层的最佳代表,它们用来确定摩擦速度和莫宁-奥布霍夫长度,表面层中的相似性理论已经制定而且使用实验数据测试过。通常情况下,选择一个在 10 m 高度的风速和一个在 2~10 m 内的温度。然而,不太精确的位置(如城市地区的 z_0 可以超过 1 m),在垂直高度 $7z_0$ 到 100 m 之间,AERMET 有一个保障接收风速的参考数据。低于 z_0(障碍物或植物的高度),测量不可能作为总体地区的代表。对于温度测量,有一个类似的限制,除了低于 z_0 之外的温度测量是允许的。100 m 以上的风速和温度测量可能在表面层,特别是在稳定的条件下。因此,为了计算每小时的摩擦速度和莫宁-奥布霍夫长度,

AERMET 给出一个上限 100 m 为基准的风速和温度测量,当然,美国环境保护局关于其他气象选址方面可接受的指导也应参考,但要考虑 AERMET 的限制。

2. 对流速度

AERMOD 模型利用对流速度来描述在 CBL 中动荡的对流部分。实地观察、实验室实验和数值模拟研究表明,在 CBL 中大动荡的旋涡与对流速度(w_*)(Wyngaard,1988)成比例。因此,为了估计在 CBL 中的湍流强度,估计 w_* 是必要的。采用AERMET计算对流速度,其计算公式如下:

$$w_* = \left(\frac{gHz_{ic}}{\rho c_p T_{ref}} \right)^{1/3} \tag{2-9}$$

式中:z_{ic}是对流混合层高度(见 2.3.4 节)。

2.3.3　SBL 中的派生参数

在本节中,描述 SBL 的参数被用来与它们的估算方法一起讨论。在稳定的条件下,能源预算条款与地面加热元件是特定于站点的。在白天,这个组件只有约净辐射量的 10%,而在夜间,它的值可与净辐射量(Oke,1978)具有可比性。因此,在地面采暖期内的误差一般在白天可以被忽视,但在夜间不能被忽视。为了避免使用夜间的能量平衡的方法,这种方法依靠一个准确的地面热量估计,AERMIC 已通过一个更简单的半经验方法来计算 u_* 和 L。

1. 在 SBL 中的摩擦速度 u_*

摩擦速度 u_* 的计算取决于经验观察的温度尺度(温标)θ_*,其定义为

$$\theta_* = -\frac{H}{\rho c_p u_*} \tag{2-10}$$

其中,θ_* 在夜间有不同的小变化。根据 Venkatram(1980)的逻辑,结

合式(2-8)中的 L 的定义和式(2-10)来诠释在 SBL 中的 L，即

$$L = \frac{T_{ref}}{kg\theta_*} u_*^2 \qquad (2\text{-}11)$$

在稳定的条件下，风速的表示式(Panofsky 和 Dutton,1984)为

$$u = \frac{u_*}{k}\left[\ln\left(\frac{z}{z_0}\right) + \frac{\beta_m z_{ref}}{L}\right] \qquad (2\text{-}12)$$

式中：$\beta_m = 5$；z_{ref} 是参考风速下的测量高度。

把式(2-11)代入式(2-12)，定义风阻系数 C_D 为 $\dfrac{k}{\ln(z_{ref}/z_0)}$ (Garratt,1992)，其结果如下：

$$\frac{u}{u_*} = \frac{1}{C_D} + \frac{\beta_m z_{ref} g\theta_*}{T_{ref} u_*^2} \qquad (2\text{-}13)$$

在式(2-13)两边同时乘以 $C_D u_*^2$，然后重新排列得到一个二次方程如下：

$$u_*^2 - C_D u u_* + C_D u_0^2 = 0 \qquad (2\text{-}14)$$

式中：$u_0^2 = \beta_m z_{ref} g\theta_* / T_{ref}$。

正如在 HPDM (Hanna 和 Chang,1993) 和 CTDMPLUS (Perry,1992)中用过，由二次方程式得到的如下一个解：

$$u_* = \frac{C_D u_{ref}}{2}\left\{-1 + \left[1 + \left(\frac{2u_0}{C_D^{1/2} u_{ref}}\right)^2\right]^{1/2}\right\} \qquad (2\text{-}15)$$

方程(2-15)仅仅是在当风速大于或等于临界值的风速时才起到作用，对于小于临界值 $u_{cr} = \left(\dfrac{4\beta_m z_{ref} g\theta_*}{T_{ref} C_D}\right)^{1/2}$ 的风速，u_* 和 θ_* 参数使用下面的线性表达式：

$$\begin{cases} u_* = u_*\{u = u_{cr}\}(u/u_{cr}), & u < u_{cr} \\ \theta_* = \theta_*(u/u_{cr}), & u < u_{cr} \end{cases}$$

这些表达式大体依赖 Ulden 和 Holtslag 的发现。

为了计算式(2-15)中的 u_*，有必要对 θ_* 进行估计。如果代

表云层覆盖的观测是合理的,那么在 SBL 中温度是从 Ulden 和 Holtslag(1985)的实证形式中得出

$$\theta_* = 0.09(1 - 0.5n^2) \qquad (2\text{-}16)$$

式中:n 是片段的云层覆盖数据。

但是,如果云层的测量方法不合适,AERMET 可以在两种水平下的温度测量和一种水平下的风速来估算 θ_*。这种技术,正如 Bulk Richardson 的方法,以相似的表达式开始(Panofsky 和 Dutton,1984),即

$$\theta\{z\} - \theta_0 = \frac{\theta_*}{k}\left[\ln\left(\frac{z}{z_0}\right) + \beta_m \frac{z}{L}\right] \qquad (2\text{-}17)$$

式中:$\beta_m \approx 5$;$k = 0.4$(卡门常数)。

把式(2-17)应用到两种水平下的温度测量,然后重新组合,得到如下表达式:

$$\theta_* = \frac{k(\theta_2 - \theta_1)}{\ln\left(\dfrac{z_2}{z_1}\right) + \beta_m \dfrac{z_2 - z_1}{L}} \qquad (2\text{-}18)$$

由于式(2-12)中的 u_* 和式(2-18)中的 θ_* 都依赖于 L,而且式(2-11)的 L 反过来与 u_* 和 θ_* 有关,所以有必要采用迭代的方法来估计 u_*。首先,假设 u_* 和 θ_* 为 L 的初始值,然后在表达式中迭代 u_*,直到式(2-18)的 θ_* 和式(2-11)的 L 达到收敛。u_* 用于迭代中的表达式,是由 Holtslag(1984)得来,依赖于稳定的大气环境。对于 $\frac{z}{L} \leqslant 0.5$ 的情况下,使用式(2-12)估计,否则(对于更稳定的情况下),u_* 的计算公式如下:

$$u_* = \frac{ku}{\ln\left(\dfrac{z}{z_0}\right) + 7\ln\dfrac{z}{L} + \dfrac{4.25}{z/L} - \dfrac{0.5}{(z/L)^2} + \dfrac{\beta_m}{2} - 1.648} \qquad (2\text{-}19)$$

2. 在 SBL 中的感热通量 H

在稳定的条件下得出 u_* 和 θ_* 后,AERMET 由式(2-10)来计

算表面感热通量：

$$H = -\rho c_p u_* \theta_* \qquad (2\text{-}20)$$

AERMET 限定的下表面可失去 64 W · m^{-2} 的热量。这个值是基于一个限制，Hanna(1986)将此限制用于 θ_* 和 u_*。也就是说，Hanna 发现的典型条件如下：

$$[\theta_* u_*]_{\max} = 0.05 \text{ m} \cdot \text{s}^{-1} \cdot \text{K} \qquad (2\text{-}21)$$

此处的感热通量是由式(2-20)计算得到，即

$$\theta_* u_* > 0.05 \text{ m} \cdot \text{s}^{-1} \cdot \text{K}$$

AERMET 通过将 $0.05/u_*$ 代入式(2-15)中的 θ_* 重新计算 u_*（u_0 在式(2-15)中是 θ_* 的一个函数）。

3. 在 SBL 中的莫宁-奥布霍夫长度 L

使用式(2-20)的感热通量与式(2-15)的 u_*，对于 SBL，莫宁-奥布霍夫长度 L 是从式(2-8)计算而来。

2.3.4　混合层高度

在 CBL 中，混合层高度 z_i 依赖于机械和对流过程，被假定为机械混合层高度（z_{im}）和对流混合层高度（z_{ic}）。然而，在 SBL 中，高度混合的结果完全由机械（或剪切诱导）动荡引起，因此恒等于 z_{im}。在 CBL 和 SBL 中，使用相同的表达式计算 z_{im}。下面描述的步骤，分别用来估计 z_{ic} 和 z_{im}。

1. 对流混合层高度 z_{ic}

估计重要的 PBL 变量剖面以及计算污染物浓度都需要用到 CBL 的高度。如果对流边界层高度的测量合适，这种测量将被选择而且被模型所使用。如果测量方法不合适，z_{ic} 就采用一个简单的一维能量平衡模型（Carson，1973）来计算，这个模型由 Weil 和 Brower(1983)修改。该模型采用清晨温度探测（日出前），并随时间变化，对流边界层下表面感热通量的计算如下：

$$z_{ic}\theta\{z_{ic}\} - \int_0^{z_{ic}}\theta\{z\}\mathrm{d}z = (1+2A)\int_0^t \frac{H\{t'\}}{\rho c_p}\mathrm{d}t' \quad (2\text{-}22)$$

式中:θ 是潜在的温度;$A=0.2$(Deardorff,1980);t 是从日出后开始计算的时间。

Weil 和 Brower 在 z_{ic} 的预测和观察之间找到了很好的平衡,因此使用了这种方法。

2. 机械混合层高度 z_{im}

在清晨时对流混合层高度很小,PBL 的全深度(行星边界层)可能由机械湍流控制。在对流混合层条件下,AERMET 估计 PBL 高度,这种高度作为最大估计(或测量)的对流混合层高度(z_{ic})和估计(或测量)的机械混合层高度(z_{im})。AERMET 使用此程序,以确保在清晨,当 z_{ic} 非常小但可能存在相当大的机械混合层时,PBL 的高度不被低估。当机械混合层不具备这种测量条件时,z_{im} 是假设它接近平衡高度 Zilitinkevich(1972)来计算

$$z_{ie} = 0.4\left(\frac{u_* L}{f}\right) \quad (2\text{-}23)$$

式中:z_{ie} 是平衡的机械混合层高度;f 是科氏参数。

Venkatram(1980)表明,在中纬度地区,式(2-23)可凭经验表示如下:

$$z_{ie} = 2300u_*^{3/2} \quad (2\text{-}24)$$

当机械混合层高度的测量适合时,它被用来代替式(2-23)中的 z_{ie}。

为了避免估计突发性和不切实际的剪切诱导,湍流层下降的深度、机械混合层高度(无论是测量还是估计)的时间演化通过放宽平衡值来计算,这种方案适用于当前时刻,请看下面 Venkatram 提出的方法(1982):

$$\frac{\mathrm{d}z_{im}}{\mathrm{d}t} = \frac{z_{ie} - z_{im}}{\tau} \quad (2\text{-}25)$$

时间尺度 τ 决定着高度层的变化率,它是湍流混合层深度和表面摩擦速度之比$\left(\text{即 } \tau = \dfrac{z_{\text{im}}}{\beta_\tau u_*}\right)$。AERMOD 模型使用一个常数 $\beta_\tau = 2$。例如,如果 u_* 是 0.2 m·s^{-1},z_{im} 为 500 m,时间尺度是 1250 s,这与机械混合层高度接近其均衡价值所需要的时间是相关的。注意:当 $z_{\text{im}} < z_{\text{ie}}$ 时,机械混合层高度增加,接近其目前的均衡值;相反,当 $z_{\text{im}} > z_{\text{ie}}$ 时,机械混合层高度减少到其平衡值。

因摩擦速度随着时间的变化而变化,当前的平滑值 $z_{\text{im}}\{t + \Delta t\}$ 由式(2-25)通过积分获得,即

$$z_{\text{im}}\{t + \Delta t\} = z_{\text{im}}\{t\} \exp\left(-\frac{\Delta t}{\tau}\right) + z_{\text{ie}}\{t + \Delta t\}\left[1 - \exp\left(-\frac{\Delta t}{\tau}\right)\right]$$

$$(2\text{-}26)$$

式中:$z_{\text{im}}\{t\}$ 是前一个小时的平滑值。

为了计算式(2-26)中的时间尺度,z_{im} 是取自前一个小时,u_* 是取自当前时刻。通过这种方式,如果平衡混合层高度快速增长,那么时间尺度将是短暂的;但是如果它迅速下降,那么时间尺度将是长期的。

虽然式(2-24)和式(2-26)是针对在 SBL 中的应用而设计的,但是它们被用来在 CBL 中确保对 PBL 高度的正确估计,其前提是机械动荡在一天的清晨短期内占主导地位。一旦建立足够的对流,即使是在所有对流的条件下计算机械混合层高度,但是通过 AERMET 使用的程序,可以保证使用对流混合层高度。由于 AERMET 使用式(2-26)估计在 SBL 中的混合层高度,所以从晚上到白天的 z_i 的不连续性都可以避免。

在 AERMOD 模型中,混合层高度 z_i 通过与在 ISC3 中使用作比较,充当一个扩大的角色。在 AERMOD 模型中,混合层高度是用来作为高架反射/穿透表面的一个重要高度,并用式(2-9)确

定 w_*。混合层高度 z_i 针对对流边界层和稳定边界层的定义分别
如下：

$$\begin{cases} z_i = \text{MAX}[z_{ic};z_{im}], & L<0 \ (\text{CBL}) \\ z_i = z_{im}, & L>0 \ (\text{SBL}) \end{cases} \tag{2-27}$$

在 SBL 和 CBL 中，由于用于分析的算法不同，所以 PBL 的稳
定性必须确定。为了这个目的，L 的符号由 AERMET 确定：如果
$L<0$，PBL 被认为是对流层（CBL），否则它是稳定层（SBL）。

2.4　PBL 的垂直结构——AERMOD 的气象接口

AERMOD 接口、一组 AERMOD 模型例子、使用边界层参数
测得的气象数据，以及其他特定站点信息，由 AERMET 提供的相
似关系计算风向、风速、温度、潜在的温度梯度、垂直湍流强度和水
平湍流强度。

对于任何一个模型的这六个变量（或参数），接口（构建配置文
件），比较每个观察的气象变量，如果它是低于最低的测量值或高
于最高测量值（或在某些情况下数据只在一个高度），接口从选定
的 PBL 相似性分析关系中计算一个适当的值。如果数据是介于
可用的最高值和最低值中的一个给定的高度，则根据测得的数据
和计算的结果进行插值。因此，用于分析的方法，同样使用了包含
在测量和相似参数化中的信息。下面将要讨论的气象问题，至少
需要一组测得的风速、风向和温度参数的值。但是，湍流剖面没有
任何直接的湍流测量参数，仍可以参数化。

以下提供了一个全面的描述 AERMOD 模型的分析方程，以
及针对 AERMOD 模型的运输和分散如何将这些估计的配置文件
用于提取相关层的平均气象数据。此外，还列举了配置文件的各
种参数（一个典型的 CBL 和 SBL）已建成的例证：在 CBL 的情况

下,假定 $z_i = 1000$ m,$L = -10$ m 和 $z_0 = 0.1$ m(即 $z_0 = 0.0001 z_i$,$L = -0.01 z_i$);在 SBL 的情况下,假定 $z_i = 100$ m,$L = 10$ m 和 $z_0 = 0.1$ m(即 $z_0 = 0.001 z_i$,$L = 0.1 z_i$)。

2.4.1　一般分析方程

1. 风速廓线

AERMOD 风速轮廓方程,有熟悉的对数形式:

$$\begin{cases} u = u\{7z_0\}\left[\dfrac{z}{7z_0}\right], & z < 7z_0 \\ u = \dfrac{u_*}{k}\left[\ln\left(\dfrac{z}{z_0}\right) - \Psi_m\left\{\dfrac{z}{L}\right\} + \Psi_m\left\{\dfrac{z_0}{L}\right\}\right], & 7z_0 \leqslant z \leqslant z_i \\ u = u\{z_i\}, & z > z_i \end{cases} \tag{2-28}$$

至少有一个具有代表性风速测量,需要用 AERMOD 模型进行一个个的模拟。由于对数形式并不能充分描述障碍或植被高度的数据,从式(2-28)可以看出风速是从 $7z_0$ 直线下降的。

对于 CBL,Ψ_m 的值仿式(2-7)估计,其中 z_{ref} 由 z 取代,若在稳定的条件下,它们由 Ulden 和 Holtslag(1985)计算得出,其计算公式如下:

$$\begin{cases} \Psi_m\left\{\dfrac{z}{L}\right\} = -17\left[1 - \exp\left(-0.29\dfrac{z}{L}\right)\right] \\ \Psi_m\left\{\dfrac{z_0}{L}\right\} = -17\left[1 - \exp\left(-0.29\dfrac{z_0}{L}\right)\right] \end{cases} \tag{2-29}$$

对于 $\dfrac{z}{L}(\ll 1)$ 和一系列指数项的扩展,式(2-29)的第一个方程形式降为式(2-12)中给出的形式,即 $\Psi_m = -\beta_m z/L$,其中 $\beta_m = 5$。

然而,在 SBL 中,对于 $\dfrac{z}{L}(>1)$,高度达 200 m 的,在式(2-29)

中的 Ψ_m，发现其观测值明显优于式（2-12）中 Ψ_m 的风速观测值
（Ulden 和 Holtslag，1985）。使用例子中的参数值，图 2-2 和图
2-3 分别用来描述低于和高于 $7z_0$ 风速的廓线形式。

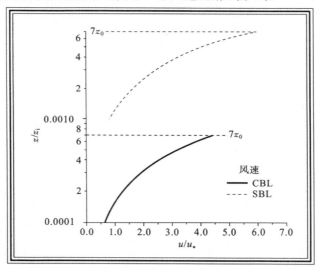

图 2-2　在低于 $7z_0$ 区域，CBL 和 SBL 中的风速廓线

2. 风向资料

在 CBL 和 SBL 中，风向假定是在最高测量高度之上或者在最
低测量高度之下的连续高度。对于中间高度，在 AERMOD 测量之
间进行线性插值，至少有一个风向测量需要为每个 AERMOD 模拟。

3. 潜在的温度梯度

在相对较浅的超绝热表面层上面，充分混合的对流边界层的
潜在温度梯度为 0。在稳定边界混合层以上的温度梯度是从早晨
温度探测得到的。这个温度梯度是确定烟羽渗透到上面那一层的
重要因素。在分界表面层以上，温度梯度通常是常数而且比较稳

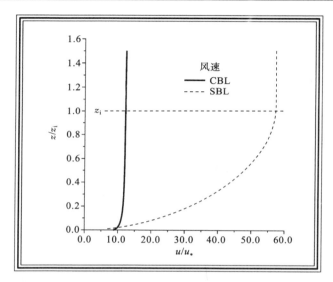

图 2-3　在高于 $7z_0$ 区域，CBL 和 SBL 中的风速廓线

定。尽管分界表面层深度随时间变化而变化，但是为了达到稳定分层的目的，AERMET 使用 500 m 的固定层深度，以确保有足够数据是上午采样而来的。500 m 的固定层深度也被用于 CTDM-PLUS 模型（Perry，1992）的相同计算。这就避免了强梯度（不切实际的扭结）经常出现在这些数据中。对于一个典型的 1000 m 的混合层深度，500 m 的界面层深度与 Deardorff（1979）显示的一致。分界表面层以上为 0.005 K · m^{-1} 的常数值是由 Hanna 和 Chang（1991）建议的。清晨探空计算分界面的温度梯度，假定混合层在一天内不断增高，那么高于 z_i 混合层的是变化的温度曲线。当然，这是假设没有显著下陷，也没有冷空气或暖空气在该层发生对流的情况下。实地测量（如 Clarke 等，1971）观察到的数据在全天的温度下支持这种算法。这些数据指出，即使在强烈表面加热的期间上层,温度廓线也是呈相对不变性。

在 SBL 中低于 100 m 的地方,AERMOD 模型中使用的潜在温度梯度的定义是由 Dyer(1974)以及 Panofsky 和 Dutton(1984)建议的,其表达式如下:

$$\begin{cases} \dfrac{\partial\theta}{\partial z}=\dfrac{\theta_*}{k(2)}\left[1+5\dfrac{(2)}{L}\right], & z\leqslant 2\ \text{m} \\ \dfrac{\partial\theta}{\partial z}=\dfrac{\theta_*}{kz}\left[1+5\dfrac{z}{L}\right], & 2\ \text{m}<z\leqslant 100\ \text{m} \end{cases} \tag{2-30}$$

式(2-30)类似于 Businger 等人(1971)指出的方程。100 m 以上的潜在温度梯度的形式,采取 Stull(1983)以及 Ulden 和 Holtslag(1985)的方法,其表达式如下:

$$\frac{\partial\theta}{\partial z}=\frac{\partial\theta\{z_{\text{mx}}\}}{\partial z}\exp\left(-\frac{z-z_{\text{mx}}}{0.44z_{i\theta}}\right) \tag{2-31}$$

其中,$z_{\text{mx}}=100$ m,$z_{i\theta}=\text{MAX}[z_{im}\ ;100\ \text{m}]$,式(2-31)中的常数 0.44要注意,在 Wangara 实验(Andre 和 Mahrt,1982)中采取的是典型剖面推断。对所有 z,$\dfrac{\partial\theta}{\partial z}$ 限制在最低的 0.002 K·m^{-1} (Paine 和 Kendall,1993)。

在 SBL 中,如果 $\dfrac{d\theta}{dz}$ 的测量在 100 m 以下而且在 z_0 以上,那么 θ_* 可以从式(2-30)中算出。式(2-30)使用的最低水平测量的值为 $\dfrac{\partial\theta}{\partial z}$,$z_{\text{Tref}}$ 被 $\dfrac{\partial\theta}{\partial z}$ 的测量高度所取代。100 m 的垂直温度梯度测量的上限是与 AERMET 施加的风速和温度作为参考的数据一致,用于确定相似理论参数,如摩擦速度及莫宁-奥布霍夫长度。同样,z_0 下限的垂直温度梯度测量与参考温度数据所规定的一致。如果 $\dfrac{\partial\theta}{\partial z}$ 的测量不合适,在这一高度范围内,然后结合式(2-8)和式(2-20)计算出 θ_*,θ_* 不在 CBL 中使用。

图 2-4 显示了在 SBL 中高度 z 与温度梯度 $\frac{\partial \theta}{\partial z}$ 之间的关系。

为了创建这条曲线,我们假设 $z_{im} = 100$ m,因此 $z_{i\theta} = 100$ m,$L = 10$ m,$u_* = 124$ m · s^{-1},这与 100 m 的混合高度情况下是一致的;$T_{ref} = 293$ K;因此,基于式(2-11)中 $\theta_* = 0.115$ K。这些参数值被选为代表强稳定边界层。2 m 以下,$\frac{\partial \theta}{\partial z}$ 是持续地从 2 m 处的 0.228 K · m^{-1} 值下降。100 m 以上,$\frac{\partial \theta}{\partial z}$ 是随高度呈指数衰减。

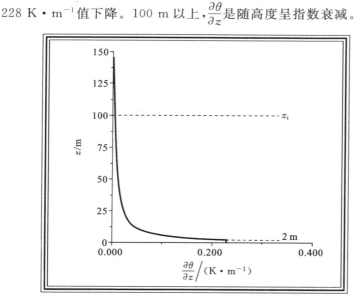

图 2-4　SBL 中潜在的温度梯度廓线

4. 潜在的剖面温度

在烟羽上升的计算中,AERMOD 模型从其估计的温度梯度轮廓模型中,首先计算在参考高度下(如 z_{Tref})垂直剖面潜在的温度:

$$\theta\{z_{\mathrm{Tref}}\} = T_{\mathrm{ref}} + \frac{g z_{\mathrm{msl}}}{c_{\mathrm{p}}} \qquad (2\text{-}32)$$

其中,$z_{\mathrm{msl}} = z_{\mathrm{ref}} + z_{\mathrm{base}}$,而 z_{base} 是在用户指定标高的温度曲线基础上(如气象塔)的值。在 CBL 和 SBL 中,潜在的温度及计算公式为

$$\theta\{z + \Delta z\} = \theta\{z\} + \overline{\frac{\partial \theta}{\partial z}} \Delta z \qquad (2\text{-}33)$$

式中:$\overline{\dfrac{\partial \theta}{\partial z}}$ 表示在 Δz 层的潜在的平均温度梯度。

注意:当 $z < z_{\mathrm{Tref}}$ 时,Δz 为负数。

5. 垂直湍流的计算

在 CBL 中,垂直速度方差或湍流方差(σ_{wT}^2)使用一个基于机械或中性稳定极限下($\sigma_{\mathrm{wm}} \propto u_*$)的表达式和一个强烈对流上限($\sigma_{\mathrm{wc}} \propto w_*$)的表达式。总垂直湍流给出了如下表达式:

$$\sigma_{\mathrm{wT}}^2 = \sigma_{\mathrm{wc}}^2 + \sigma_{\mathrm{wm}}^2 \qquad (2\text{-}34)$$

此表达式与 Panofsky(1977)等人介绍的类似,而且包括(如 Berkowicz 等人(1986),Hanna 和 Paine(1989),Weil(1988))分散模型的表达式。

对流部分总方差(σ_{wc}^2)的计算公式为

$$\begin{cases} \sigma_{\mathrm{wc}}^2 = 1.6 \left(\dfrac{z}{z_{\mathrm{ic}}} \right)^{2/3} w_*^2, & z \leqslant 0.1 z_{\mathrm{ic}} \\[2mm] \sigma_{\mathrm{wc}}^2 = 0.35 w_*^2, & 0.1 z_{\mathrm{ic}} < z \leqslant z_{\mathrm{ic}} \\[2mm] \sigma_{\mathrm{wc}}^2 = 0.35 w_*^2 \exp \left[-\dfrac{6(z - z_{\mathrm{ic}})}{z_{\mathrm{ic}}} \right], & z > z_{\mathrm{ic}} \end{cases} \qquad (2\text{-}35)$$

当 $z \leqslant 0.1 z_{\mathrm{ic}}$ 时,表达式是自由对流限制(Panofsky 等人,1977);当 $0.1 z_{\mathrm{ic}} < z \leqslant z_{\mathrm{ic}}$ 时,表达式是混合层值(Hicks,1985);而当 $z > z_{\mathrm{ic}}$ 时,是一个参数化连接的混合层 σ_{wc},假设接近零值。在式(2-35)中描述的对流垂直湍流的例子呈现在图 2-5 中。

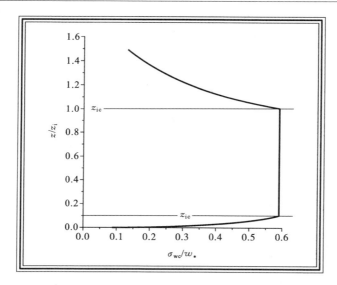

图 2-5　CBL 中垂直湍流的对流部分

机械湍流(σ_{wm}^2)是假定为包括边界层(σ_{wml}^2)和剩余层(σ_{wmr}^2)的上边界层($z > z_i$),即

$$\sigma_{wm}^2 = \sigma_{wml}^2 + \sigma_{wmr}^2 \qquad (2\text{-}36)$$

这样做是为了满足在湍流高空($z > z_{ic}$)和在 CBL 剪切层的表面层的分离的假设,而且维持一个在 $z = z_{ic}$ 附近 σ_{wm}^2 的连续变化。

以下 σ_{wml} 的表达式是根据 Brost 等人(1982)得来,即

$$\begin{cases} \sigma_{wml} = 1.3u_* \left(1 - \dfrac{z}{z_i}\right)^{1/2}, & z < z_i \\ \sigma_{wml} = 0.0, & z \geqslant z_i \end{cases} \qquad (2\text{-}37)$$

在 $z = 0$ 的情况下 $\sigma_{wml} = 1.3u_*$,与 Panofsky 等人(1977)的推算结果是一致的。

混合层高度以上,σ_{wmr} 设置为剩余层 z_i 以上的平均测量值。

如果测量是无效的,那么设置 σ_{wmr} 的默认值为 $0.02u\{z_i\}$。常数 0.02 是对于非常稳定条件下假设存在上述 z_i（Briggs,1973）的一个假设的湍流强度（$i_z = \sigma_{wm}/u$）。混合层内残余湍流（σ_{wmr}）的值从 z_i 直线下降到 0。图 2-6 呈现了在 CBL 中剖面的机械部分的垂直湍流。剩余层结合机械湍流边界层（见式（2-36））的影响可以从这个图中看到。

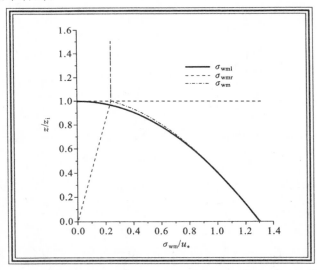

图 2-6　CBL 中剖面的机械部分的垂直湍流

在 SBL 中,垂直湍流仅包含通过式（2-36）确定的一个机械部分。在 CBL 和 SBL 中使用同样的 σ_{wm}^2 表达式,这是为了确保在中性稳定限制下连续湍流。图 2-7 说明了 AERMOD 模型假设在 SBL 中的垂直湍流剖面,这类似于 CBL 中的垂直湍流剖面,除了 σ_{wmr} 的值之外,其他都有显著的增长。两个数字的差异是因为在 CBL 的例子中设置 $z_0 = 0.0001z_i$,而在 SBL 例子中设置 $z_0 = 0.001z_i$。

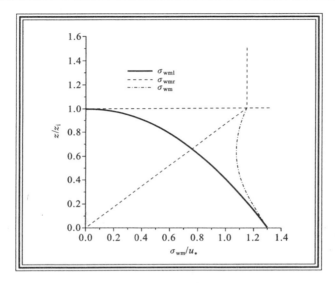

图 2-7　SBL 中的垂直湍流剖面

6. 通过接口计算横向湍流

在 CBL 中,总横向湍流(σ_{vT}^2)结合机械(σ_{vm})部分和对流(σ_{vc})部分进行计算,即

$$\sigma_{vT}^2 = \sigma_{vc}^2 + \sigma_{vm}^2 \qquad (2\text{-}38)$$

在 SBL 中,总横向湍流只包含一个机械部分。AERMOD 模型在 CBL 和 SBL 中使用相同的 σ_{vm} 表达式,这是为了在中性稳定条件下保持 σ_{vm} 的连续性。下面是关于横向湍流的机械部分和对流剖面部分的描述。

1）横向湍流的机械部分

横向湍流的机械部分的高度变化受其表面值和机械混合层顶部的一个设定的剩余值的限制。在这两个范围中,认为这种变化是线性的。通过分析来自众多领域的研究情况,Panofsky 和

Dutton(1984)在报告中指出,在纯粹的机械湍流中,地表附近的横向方差可采用如下公式计算:

$$\sigma_{vo}^2 = Cu_*^2 \qquad\qquad (2\text{-}39)$$

式中:常数 C 在 3 至 5 之间变化。

根据堪萨斯州数据的分析,Izumi(1971)和 Hicks(1985)认为 $C=3.6$。

假设在表面和机械混合层顶部之间的 σ_{vm}^2 是呈线性变化的,即

$$\begin{cases} \sigma_{vm}^2 = \left[\dfrac{\sigma_{vm}^2\{z_{im}\} - \sigma_{vo}^2}{z_{im}} \right] z + \sigma_{vo}^2, & z \leqslant z_{im} \\ \sigma_{vm}^2 = \sigma_{vm}^2\{z_{im}\}, & z > z_{im} \end{cases} \qquad (2\text{-}40)$$

式中:$\sigma_{vm}^2\{z_{im}\} = \text{MIN}[\sigma_{vo}^2; 0.25 \text{ m}^2 \cdot \text{s}^{-2}]$;横向湍流的表面值 $\sigma_{vo}^2 = 3.6u_*^2$。

通过郊外观察(如 Brost 等人,1982),σ_{vm}^2 和 z 的线性变化是一致的。在 SBL 中,总横向湍流只包含一个机械部分,它可以通过公式(2-40)得到。

在混合层以上,横向湍流预计保持一个适度的剩余水平。Hanna(1983)分析了在稳定条件下横向湍流的环境测量。他发现,即使在风速最微弱的条件下,σ_{vc} 的测量值通常是 $0.5 \text{ m} \cdot \text{s}^{-1}$,其中观察到的值却能低至 $0.2 \text{ m} \cdot \text{s}^{-1}$。在近地表条件下,AERMOD 模型采用 σ_{vc} 的最低限度值 $0.2 \text{ m} \cdot \text{s}^{-1}$。

下面讨论在混合层之上的剩余横向湍流使用最典型值 $0.5 \text{ m} \cdot \text{s}^{-1}$。

在 CBL 高度以上,模型在 $1.2z_{ic}$ 的情况下的 σ_{vc}^2 从 $\sigma_{vc}^2\{z_{ic}\}$ 线性减少到 $0.25 \text{ m} \cdot \text{s}^{-1}$,高于 $1.2z_{ic}$ 时 σ_{vc}^2 保持不变。然而,如果 $\sigma_{vc}^2\{z_{ic}\} < 0.25 \text{ m}^2 \cdot \text{s}^{-2}$,那么 $\sigma_{vc}^2\{z_{ic}\}$ 是从 z_{ic} 直线上升。此外,发现 $\sigma_{vc}^2 = 0.25 \text{ m}^2 \cdot \text{s}^{-2}$ 模型表现良好。对于在 z_{im} 以上的一般烟羽流,在发展评估中 Paine 等人(2001)认为在这一层中有剩余横向湍流的存在。

　　图 2-8 表明了横向机械湍流的垂直剖面中机械混合层高度和相关的摩擦速度范围内的变化趋势。u_* 值形成的这些曲线与 z_{im} 和公式(2-24)中体现的 u_* 关系一致。对于 SBL,图 2-8 展示了总横向湍流的剖面。在 CBL 中,这些曲线只描述了机械部分的总横向方差,记录了当 $z_{im} = 300$ m 和 $z_{im} = 100$ m 时 σ_{vo}^2 的值小于 0.25 $m^2 \cdot s^{-2}$ 的情况,因此,剖面图和高度是一致的。

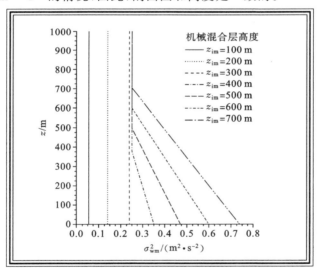

图 2-8　机械混合层高度在一定范围内的
横向机械湍流剖面图

　　2) 横向湍流的对流部分

　　横向湍流的对流部分在混合层中是常数,计算方法如下:

$$\sigma_{vc}^2 = 0.35 w_*^2 \tag{2-41}$$

则 $\sigma_{vc}^2 / w_*^2 = 0.35$ 为常数,这个常数值是出自 Minnesota 数据 (Readings 等人(1974),Kaimal 等人(1976))和在英国的阿什彻奇村(Caughey 和 Palmer,1979)汇集的数据。

当 $z > z_{ic}$ 时,模型在 $1.2z_{ic}$ 的情况下的 σ_{vc}^2 从 $\sigma_{vc}^2 \{z_{ic}\}$ 线性下降到 0.25 m² · s⁻², 高于 $1.2z_{ic}$ 时 $\sigma_{vc}^2 \{z_{ic}\}$ 保持不变。然而,如果 $\sigma_{vc}^2 \{z_{ic}\} < 0.25$ m² · s⁻², 那么 $\sigma_{vc}^2 \{z_{ic}\}$ 持续上升。

2.4.2 接口处处理边界层垂直面的不均匀性

AERMOD 模型能够处理风速和湍流的垂直变化引起的扩散。考虑到气象层中的垂直变化对于在较强的梯度层中合适的模型中释放是很重要的,为了了解烟羽垂直分散对气象层的影响,提供了释放或渗透稳定层高架源最终能重新进入混合层的一种机制(在 CBL 中)。然而,AERMOD 为稳态烟羽模型,因此可以用一个单独的气象参数值代表每一层,而且这些参数是不同的。因此,模型把不均匀的值转换成等效或均匀的值。该技术应用于 u, σ_{vT}, σ_{wT}, $\partial\theta/\partial z$ 和拉格朗日时间尺度,通过对变量上方加波浪线的方法来引入有效参数(例如,通过 $\bar{u}$ 引入有效风速)。

相对于受体浓度,这种方法的基本概念是烟羽从污染源直接传播到受体的一个过程。图 2-9 表明了 AERMOD 模型使用这些有效确定参数(一般用 α 来代表这些参数)的方法及原理。有效参数是由超过包含烟羽物质的部分层烟羽质点的高度 $H_p\{x\}$(对于烟羽质点高度的一个简易调整)与受体高度(z_r)之间的平均值来定义的。换句话说,平均层是由垂直半深的烟羽(定义为 $2.15\sigma_z\{x_r\}$,其中 x_r 是源与受体间的距离),但是以 $H_p\{x_r\}$ 和 z_r 为限。在平均处理过程中使用的值取决于 AERMOD 模型中的垂直剖面。该技术最好能给出实例进行说明。

图 2-9 描述了两个受体的情况。两个受体位于距离源头相同的距离 x_r,但在高于地面时处于不同高度,如 z_{r1} 和 z_{r2}。示例剖面的一些参数显示在图形的最左边。AERMOD 模型中使用的从源到受体,代表运输和扩散的有效参数值,取决于受体所在的位置。

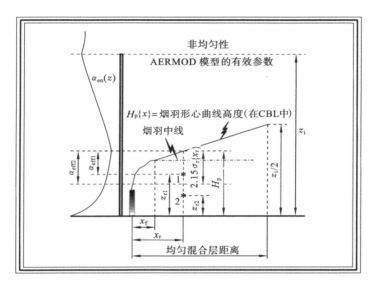

图 2-9　AERMOD 模型的非均匀边界层的处理

对于受体 1，有效参数值 $\tilde{\alpha}_1$（图中为 α_{eff1}）是由在 $H_p\{x_r\}$ 和 z_{r1} 之间的平均值 $\alpha\{z\}$ 决定的。因此，在这一层平均值小于其采取的烟羽深度的一半。然而，$\tilde{\alpha}_2$（图中为 α_{eff2}）是由平均值 $\alpha\{z\}$ 超过从 $H_p\{x_r\}$ 降低一个 $2.15\sigma_z\{x_r\}$ 深度的整层，因此受体低于上面定义的较低层的烟羽。

综上所述，$\sigma_z\{x_r\}$ 取决于 σ_{wT} 的有效值，烟羽流的尺寸 u 由第一次使用的 $\sigma_{wT}\{H_p\}$ 的高度值估计和用 $u\{H_p\}$ 来计算 $\sigma_z\{x_r\}$。如图2-9所示，$\sigma_z\{x_r\}$ 则是用来确定层 $\tilde{\sigma}_{wT}\{x_r\}$ 以及计算 $\tilde{u}\{x_r\}$。对于一个给定的烟羽和受体，一旦平均层得到了有效值，便用简单平均的方法来计算 $\tilde{\alpha}$，即

$$\tilde{\alpha} = \frac{1}{h_t - h_b}\int_{h_b}^{h_t} \alpha\{z\}\,\mathrm{d}z \qquad (2\text{-}42)$$

式中:h_b 和 h_t 是积分的下限和上限,其分别为

$$h_b = \begin{cases} H_p\{x_r, y_r\}, & H_p\{x_r, y_r\} \leqslant z_r \\ \text{MAX}\{[H_p\{x_r, y_r\} - 2.15\sigma_z\{x_{sr}\}], z_r\}, & H_p\{x_r, y_r\} > z_r \end{cases}$$

$$h_t = \begin{cases} \text{MIN}\{[H_p\{x_r, y_r\} + 2.15\sigma_z\{x_{sr}\}], z_r\}, & H_p\{x_r, y_r\} \leqslant z_r \\ H_p\{x_r, y_r\}, & H_p\{x_r, y_r\} > z_r \end{cases}$$

$$(2\text{-}43)$$

对于所有烟羽,它们的边界线不是受限于 z_r 就是受限于 H_p。对于直接和间接来源,h_t 在公式(2-43)中不允许超过 z_i,并且如果 $h_b > z_i$,则有 $\tilde{\alpha} = \alpha\{z_i\}$。

在稳定的烟羽条件下在 CBL 中的渗透源,H_p 总是设定为等于烟羽中心线高度 $(\Delta h_s + h_s)$,式中:h_s 是根据烟羽尖端下洗纠正的烟羽高度,而 Δh_s 是稳定烟羽源的上升高度。稳定烟羽的上升高度 Δh_s 是根据 2.5.6 节中的式(2-95)计算出来的。

在 CBL 中,H_p 的表达更加复杂。因为在 CBL 中,有限混合烟羽的质点将是烟羽高度接近源头和在 PBL 的中点位置处烟羽很好的混合处。超过最后烟羽上升的高度,H_p 在这些限制中呈线性变化。

烟羽稳定之前,即 $x < x_f$(烟羽稳定距离),$H_p = h_s + \Delta h_{d,p}$,其中 Δh_d 是直接源烟羽的上升高度(由公式(2-91)估计),$\Delta h_p (= h_{ep} - h_s)$ 是渗透源烟羽的上升高度,其中 h_{ep}(渗透源烟羽高度)是根据公式(2-94)计算出来的。

烟羽稳定的距离 x_f 由 Briggs 定义为

$$x_f = \begin{cases} 49F_b^{5/8}, & F_b < 55 \\ 119F_b^{2/5}, & F_b \geqslant 55 \end{cases} \qquad (2\text{-}44)$$

式中:浮力通量 (F_b) 根据公式(2-57)计算。

对于 $F_b = 0$,最后升高距离的计算公式来源于 ISCST3(EPA,1995)表述,即

$$x_f = \frac{8r_s(w_s + 3u_p)^2}{w_s u_p} \tag{2-45}$$

式中：u_p 是在源头高度下的风速；r_s 是烟羽半径；w_s 是烟羽出口气体的流速。

超出稳定烟羽高度（$x > x_f$）后，H_p 在稳定烟羽高度（$H\{x_f\}$）和混合层的中点（$z_i/2$）之间呈线性变化。在 x_f 和 x_m 之间进行插值，其中 x_m 是首次出现在均匀混合的边界层上污染物的距离。

x_m 可视为平均混合层的风速 $\bar{u}$ 和混合时间尺度 $\frac{z_i}{\bar{\sigma}_{wT}}$ 相乘产生的结果，即

$$x_m = \frac{\bar{u} z_i}{\bar{\sigma}_{wT}} \tag{2-46}$$

式中：$\bar{u}$ 和 $\bar{\sigma}_{wT}$ 用边界层的深度替代。

对于距离 x_f 之外，H_p 假定在稳定烟羽高度 $H\{x_f\}$ 和 $z_i/2$ 之间呈线性变化，即

$$H_p = H\{x_f\} + \left(\frac{z_i}{2} - H\{x_f\}\right)\frac{x - x_f}{x_m - x_f} \tag{2-47}$$

在 CBL 中，直接源和间接源都具有相同的 α 值（有效参数值）。在公式（2-43）中，σ_z 是上升气流和下降气流的平均值，h_t 的最大值是 z_i，当 $h_t > z_i$ 时，$\alpha = \alpha\{z_i\}$。

如前讨论过的，当多条垂直测量风向有效时，剖面上的风向可由线性插值得到。此方法在选择剖面移动的风向与上面所描述的是不同的。移动的风向在烟羽高度和稳定烟羽高度的范围内的中点处选定。

2.5　AERMOD 控制模型

AERMOD 是一个稳态的烟羽模型，模型中假定在所有的范

围内每小时大气浓度集中受短时间内气象平均值的控制。因为首先要关注的应该是数据本身的浓度分布，而不是特定时间和地点的浓度，在实际观察中，我们会选择有用的数据及结果，而不是一味追求稳态这一假设。AERMOD 模型被设计成为，在同一个模型架构中，能够对平坦和复杂的地形的污染物数量进行计算。事实上，AERMOD 模型没有必要对与复杂地形相关的烟羽高度进行规范化处理，因为在所有海拔高度下，模型中的受体会对数据使用相同的方法进行处理。为了定义 AERMOD 模型中浓度方程的形式，讨论地形处理也是有必要的。

在稳定边界层（SBL），浓度分布被假定在垂直方向和水平方向都是高斯分布的。在对流边界层（CBL），水平分布被假设是高斯分布，但垂直分布是一个双高斯分布，即双向高斯概率密度函数（PDF）。CBL 浓度分布这一论述，是由 Willis 和 Deardorff（1981）以及 Briggs（1993）共同研究得出的。此外，在进入对流边界层之前，AERMOD 模型会对"上升的烟羽"进行处理，即一部分由扩散的污染源释放出来的烟羽，在混入对流边界层之前，将会上升到边界层的顶端。AERMOD 模型也会跟踪那些从稳定边界层渗透进入的已经上升的烟羽，并且如果在时间和假设条件允许的情况下，就可以将这部分烟羽在研究时让其重新进入稳定边界层。

对于城市地区，AERMOD 模型可以解释为与对流边界层相似的扩散模型。这种扩散是在夜间进行的，它通过扩散，与稳定边界层的邻近村庄发生对流。湍流是城市热通量和相关混合边界层共同作用的结果。这一假定是由 Oke（1978,1982）在其城乡温差的论文中提出。

在复杂地形条件下，AERMOD 模型将分界流线的概念与稳定条件的概念相结合。在适当情况下，烟羽会被视为一种两个极端状态下的组合:水平烟羽和地形跟踪烟羽。也就是说,AER-MOD 模型通过同一个模型架构,对平坦和复杂地形条件下污染物数量进行计算。一般来说,两个烟羽在稳定流动时,较低层面的烟羽会在水平方向流动,而较高层面的烟羽会向上流至地形上方。两个烟羽流层划分的概念描述为分界流线(H_c),它是由 Sheppard(1956)首次提出,并且通过实验验证,特别是 Snyder(1985)等人的证明具有说明力。在中性和不稳定条件下,$H_c = 0$。

低于 H_c 的烟羽在嵌入过程中趋于水平,它可能会围绕着小山流动,或者向其内部冲击,而高于 H_c 的烟羽会在小山上方流动。与之相关的是烟羽的流动倾向、冲向地形表面的烟羽、上升的气流以及增长的垂直湍流脉冲。

对于垂直结构气流的作用,可以通过复杂地形扩散模型(CTDMPLUS)(Perry,1992)进行解释,然而由于模型的复杂性,CTDMPLUS 需要足够多的输入数据。美国环境保护局的政策(1997 年联邦法规)要求,将 CTDMPLUS 在控制模式中运用时,要求收集不同烟羽高度的湍流和风速。如前所述,为了尽可能简化,AERMOD 模型的构建包括:捕获基本物理过程,提供合理的浓度估计,以及对合理模型的输入数据的需要。因此,AERMIC 模型需要在 AERMOD 模型中提出地形的构架,它假定烟羽的垂直流场的畸变效应,同时避免 CTDMPLUS 建模方法的复杂性。在 AERMOD 模型中不考虑侧向径流动效果。

通过将边界层(水平烟羽和地形跟踪烟羽)的两个可能的极端状态下的烟羽浓度进行加权计算处理,AERMOD 模型能够捕获分界流线上方和下方气流的作用效果。本书下面将讨论这两种状态下的相对权重的决定因素:① 大气稳定度;② 风速以及相对地形的烟羽高度。在稳定的条件下,水平烟羽占主导地位,相应权重比较大,而在中性和不稳定的条件下,沿着地形行进的烟羽占更大的比重。

2.5.1　AERMOD 包括地形的总体结构

对于 AERMOD 模型,在一般情况下,烟羽会被视为一种两个极端状态下的组合:水平烟羽和地形跟踪烟羽。因此,在所有情况下,受体部分的总体浓度都是受这两种状态的浓度预测的限制。在地势平坦的地区,这两种状态是等价的。在高地情况下,通过吸收分界流线高度的概念,AERMOD 模型的总浓度通过结合两种极端状态下的浓度(Venkatram 等,2001)进行加权计算而得到。

AERMOD 地形预处理器(AERMAP)使用网格地形数据,计算每个有代表性的受体受地形影响的高度(h_c),根据这一数据,由 AERMOD 再计算得出受体具体的 H_c 值。通过这种方法,AERMOD 可以使用同一模型构架,解决在平原和高地情况下污染物的计算问题。这样就不需要区别简单和复杂地形的架构问题(就像前面在控制模式中所讨论的)。

适用于稳定和对流条件下的一般浓度方程为

$$C_T\{x_r,y_r,z_r\}=f \cdot C_{c,s}\{x_r,y_r,z_r\}+(1-f)C_{c,s}\{x_r,y_r,z_p\}$$

$$(2\text{-}48)$$

式中:$C_T\{x_r,y_r,z_r\}$ 表示总浓度;$C_{c,s}\{x_r,y_r,z_r\}$ 表示水平烟羽浓度;$C_{c,s}\{x_r,y_r,z_p\}$ 表示地形跟踪烟羽浓度;下标 c 和 s 分别代表对流和稳定条件;f 是烟羽状态权重函数;$\{x_r,y_r,z_r\}$ 是受体的坐标表示(其中 z_r 是堆栈基地海拔高度);$z_p=z_r-z_t$ 是受体烟羽的高度,z_t 是受体的地形高度。

特别地,在平坦地形下,$z_t=0$,$z_p=z_r$。在这种情况下,根据式(2-48)推导出单一的水平烟羽。注意:所有浓度计算高度(z)都是堆栈基地海拔高度。图 2-10 表示了实际烟羽与 AERMOD 模型中各种描述的关系。

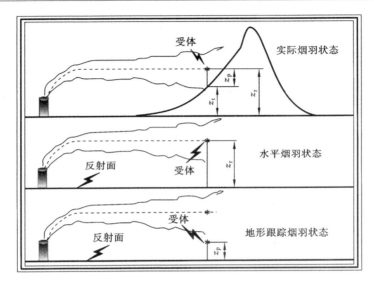

图 2-10　实际烟羽及其在 AERMOD 模型中的两种状态

总浓度通过两个极端状态下烟羽浓度加权值测算得出。计算权重时需要知道 H_c。使用从 AERMAP 模型中得到的受体特定地形高度(h_c),然后可以通过在 CTDMPLUS 模型中的公式测算出 H_c,计算公式为

$$\frac{1}{2}u^2\{H_c\} = \int_{H_c}^{h_c} N^2(h_c - z)\mathrm{d}z \qquad (2\text{-}49)$$

式中:$u\{H_c\}$是在高度 H_c 下的风速;$N = \left[\dfrac{g}{\theta}\dfrac{\partial\theta}{\partial z}\right]^{1/2}$ 是饱和湿大气布维(Brunt-Vaisala)频率;标高 h_c 形象地描述了在附近受体气流中占主导地位的周围地形的高度。

两个状态下的烟羽权重,由处于受体位置的 H_c 和垂直浓度分布两者之间的关系决定。假定风速会随着高度增加而变快,H_c 可被看成是在稳定大气条件下的高度,在这种条件下,气流有足够

多的动能到达分层区,然后升高到达地形的高度。然而,在确定受体地形跟踪状态下烟羽物质的权重时,最重要的是要知道动能足以使流线保持高于它表面的最小气流高度。但是,烟羽是否会偏转到达一些特定的山顶,对于受体地形跟踪状态下确定烟羽物质权重并不重要。Venkatram 等人(2001)首次提出了关于真实地形的概念,因为在真实情况下通常都是不规则的山体,H_c 应该被定义为与每个受体位置的地形跟踪高度相关。这与 H_c 的经典定义相悖,在经典定义中,H_c 被定义为与单个有代表性山体的山顶相关,这样烟羽有可能会驻扎在多个受体位置。

在 AERMOD 方法中,受体升高的烟羽高度以及 H_c,将会决定在每种烟羽状态下有多少烟羽物质存在。对于受体来说,升高高度 z_t 和在此高度下的有效高度 h_e 是必须明确的。在这种高度下,分界线必须要达到地形跟踪状态 $z_t + h_e$。因此在测算 H_c 时,重要的地形高度 h_c 等于当地地形的跟踪高度。任何一个高于 $h_c = z_t + h_e$ 的地形,在模型中测算受体浓度时,都计算不出结果。现假定依赖于 H_c 测算方法的受体和烟羽满足以下条件:地形中有足够多的烟羽,影响受体周围的气流,使得流线能够垂直地达到地形跟踪高度。在实际情况下,如果周围地形的烟羽无法到达地形跟踪状态下的高度,那么 h_c 通过实际情况下受体附近最高的地形高度测算得出。因此,对于任何受体,h_c 都被定义为最高真实地形高度或当地地形跟踪高度的最小值。而临界流线高度 h_c 可以通过 CTDMPLUS 模型中同样的积分公式计算得出。

当大量烟羽的残留量的高度低于 H_c(即 ϕ_p)时,可以通过以下公式测算:

$$\phi_p = \frac{\int_0^{H_c} C_s\{x_r, y_r, z_r\}\,dz}{\int_0^{\infty} C_s\{x_r, y_r, z_r\}\,dz} \tag{2-50}$$

正如 Venkatram 等人(2001)所描述的,烟羽状态权重 f 通过公式 $f=0.5(1+\phi_p)$ 可以得到。而当烟羽的高度完全低于 H_c 时 ($\phi_p=1.0$ 和 $f=1.0$),那么就只能由水平烟羽决定烟羽浓度。如果烟羽的高度完全高于临界划分流线高度或者当大气为中性或对流时,则 $\phi_p=0$,$f=0.5$。因此,高架受体在对流条件下,浓度是两种状态下浓度的简单平均值。而当烟羽的高度高于 H_c 时,遇到某一地形且垂直地发生偏移,那么,烟羽物质也会有倾向地接近地形表面和喷发至地形周围边界处。为了拟合这种状况,估计浓度会始终受到组成部分中包含水平状态的限制。因此,在任何条件下,烟羽都允许完全接近于地形跟踪状态。对于平坦地势,两种状态的浓度相等,因而所占比重相同。

图 2-11 表明权重是如何构建的,以及权重作为两种极端情况下烟羽加权值与浓度估测值之间的关系。

根据式(2-48),对于 CBL 和 SBL 中一般浓度的表达形式,应遵循以下关系式:

$$C\{x,y,z\}=\frac{Q}{\bar{u}}p_y\{y;x\}p_z\{z;x\} \qquad (2\text{-}51)$$

式中:Q 为污染源排放率;$\bar{u}$ 是有效风速;p_y 和 p_z 是概率密度函数,分别描述了水平和垂直方向的浓度分布。

在稳定边界层,AERMOD 模型假定它在水平和垂直方向上都是传统的高斯概率密度函数分布;而在对流边界层,在水平方向假定服从高斯概率密度分布。对于对流边界层的烟羽物质,当它在垂直方向进入对流混合边界层时,由于存在速度分布,所以明显地表现出非高斯分布的特性。对流边界层浓度分布的具体形式通过式(2-54)表示,使用符号 $C_c\{x_r,y_r,z_r\}$ 表示对流边界层浓度。相似地,在稳定边界层,浓度分布通过式(2-67)表示,使用符号 $C_s\{x_r,y_r,z_r\}$ 表示稳定边界层浓度。

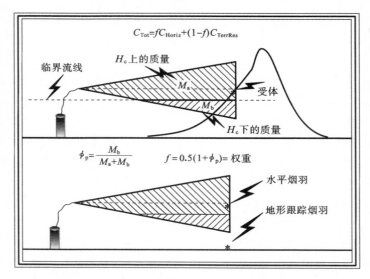

图 2-11　AERMOD 模型对于地形状况的处理及
权重的构建在总浓度计算中的使用

AERMOD 模型按照大气稳定性和边界层及以上位置的高度,拟合出了五种不同烟羽类型:① 直接式;② 间接式;③ 渗入式;④ 注入式;⑤ 稳定式。此处讨论的五种烟羽,将会在本书后面详细讨论。在对流条件(即 $L<0$)下,垂直方向的烟羽分布服从高斯分布;而它在垂直方向的浓度分布,是以下三种烟羽类型的综合:

(1)混合层的直接烟羽物质最初不会与混合边界层的顶端物质进行交换;

(2)混合层的间接烟羽物质会上升,且最初倾向于放在混合层顶部附近;

(3)放在混合层的渗入式烟羽物质,由于其本身的浮力,会渗入到升起的稳定层。

在对流条件下,AERMOD 模型也可以处理一些特殊的情况,比如说一些栈顶(或者释放高度)大于混合层高度的注入式污染源。注入式污染源被定义成在稳定条件下的烟羽,然而,混合层和风所带来的影响,即烟羽物质会通过混合层传递给受体,被认为是不均匀的计算方式。

如上所述,AERMOD 模型通过使用风速、湍流和拉格朗日时间尺度这三个有效值,可以解释气象垂直变化。作为一个稳定态的烟羽模型,AERMOD 模型使用每个气象变量的单个值,代表每个模型期间(通常是一个小时)分散层的状态。具体来说,有效参数是由在大量烟羽中心和受体之间的气象剖面数据的平均值所决定的。有效的变量或参数用一个加上横波浪线的符号表示,如 $\bar{u}$。

2.5.2　在 CBL 中浓度的预测

在 AERMOD 中,CBL 中的扩散方程代表众多更重要的模型之一,这些模型与现行监管模式比较有更多进步。假设烟羽被排放到对流元素—上升气流和下降气流—以平均风速移动。在每个单元的水平和垂直方向的速度被假定为随机变量,并被其用概率密度(PDF)表示。平均浓度是通过排放源位置的概率密度得出的,而排放源位置的概率密度源自 Weil(1997)等人描述的水平和垂直方向的概率密度。还可以从 Misra(1982)、Venkatram(1983)和 Weil(1988)的论文中受到启发。

在 CBL 中,PDF 的垂直速度正偏,呈现出非高斯的垂直浓度分布的结果 F_z(Lamb,1982)。正偏是上升气流比下降气流产生更高的频率,高架非浮力源的偏斜也导致烟羽中心线的偏斜,这是最高浓度的轨迹定义(Lamb(1982)和 Weil(1988))。图 2-12 所示的是在一个对流边界层的瞬时烟羽的示意图,它与总体均值相适应。AERMOD 基地浓度预测是代表一个小时的平均水平。注意：因为比例较大的瞬时烟羽受下降气流的影响，所以总体均值一般呈下降趋势。由于下降气流更为广泛，下降气流的平均速度比平均上升气流的速度要弱，以确保质量是守恒的。在 AERMOD 中，PDF 倾斜的垂直方向速度使用一个双向高斯分布，这已被证明是一个很好的近似实验对流数据（Baerentsen 和 Berkowicz，1984）。与垂直分量相反，PDF 水平方向的速度近似服从高斯分布（Lamb，1982），而这个 PDF 和由此产生的浓度分布 F_y 都假设服从高斯分布。

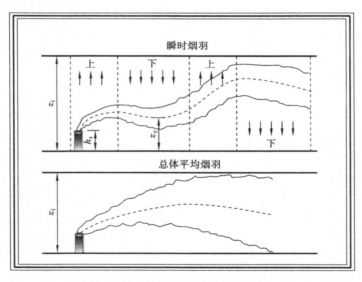

图 2-12　在 CBL 中瞬时的总体平均烟羽

除了 F_z 为非高斯分布外，AERMOD 模型还具有以下特点。对于向上浮力的释放中，没有"最终"烟羽上升的假设。相反，烟羽或粒子的运动轨迹是依赖缕缕上升气流和 W 的垂直分布所造成的随机垂直位移,此外,地面浓度首次出现负或下降气流速度足够大时,克服缭绕上升气流和表面携带的烟羽部分。烟羽物质直接运到地面被视为"直接"位于堆栈的源。也就是说,直接源视为先到达地面的那部分烟羽物质和在 $z=z_i$ 和 $z=0$ 物质的后续反射(z_i 是在混合层的高度(Cimorelli 等人,2004))。对于烟羽部分或最初在上升气流的粒子,通过"间接"或修改图像源(混合层以上)来解决,即烟羽物质的初始准反射物质不渗透高架反转。源是标有"间接",因为它不是一个真正的图像源(它是在 ISC 的模型中发现的)。羽流是不能完全反映所有的 z_i,因此,间接源视为先到达混合层的那部分烟羽物质,包括大规模的所有后续反射($z=0,z=z_i$)。对于间接源,一个羽流上升部分(Δh_i)是添加到延迟的 CBL 顶部(见图(2-13))向下分散的物质;这种模仿烟羽的行为,即丰厚的羽状趋势仍然暂时接近混合层,而且抵抗向下混合。对于非浮力源的间接来源减少的第一个图像源(ISCST3 发现),它在 $z=z_i$ 处首先反映。此外,"渗透"源或烟羽(CBL 顶部以上)是包括最初渗透到高层而反向的物质,但随后又分散到不断增长的 CBL 中。

　　与上述概念有关的三个主要的数据来源(① 直接源(堆栈);② 间接源;③ 渗透源)有助于了解被模拟的浓度区域。直接源强度是 $f_p Q$,其中 Q 为源排放率,f_p 为烟羽物质被困在 CBL 中的比例,$0 \leqslant f_p \leqslant 1$。同样,间接源强度也是 $f_p Q$,因为这个修改后的图像源在 $z=z_i$ 处包括被限制的物质,以满足非混合边界条件。渗透源强度是指初步渗透到高架稳定层的源排放的一小部分。除了以上介绍的三个主要来源,其他图像来源满足 $z=0$ 和 $z=z_i$ 非混合的条件。

　　分散在对流层的物质,其概念图(见图 2-13)是一缕缕的上升气流和下降气流,大到足以取代它的烟羽部分区域。粒子(或空气

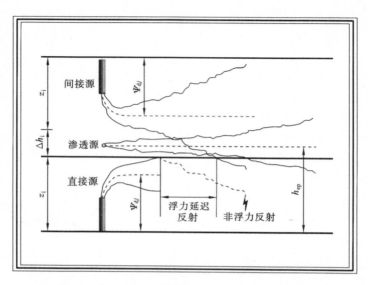

图 2-13　AERMOD 模型的三种烟羽在 CBL 中的处理

粒子)的高度之间的关系,z_c 和 w 是叠加上升的烟羽(Δh_d)和垂直位移,其计算公式如下:

$$z_c = h_s + \Delta h_d + \frac{wx}{u} \tag{2-52}$$

式中:h_s 是堆叠高度;u 为平均风速;x 是顺风距离;Δh_d 包括源动力和浮力效应,见式(2-91)(Briggs,1984)。

F_z 或关于 z_c 中的 PDF 与 Weil(1997)等人提出的垂直速度 p_w 有关。在 CBL 中,一个很好的近似 p_w 是两个高斯分布的叠加(Baerentsen 和 Berkowicz,1984;Weil,1988),即

$$p_w = \frac{\lambda_1}{\sqrt{2\pi}\sigma_{w1}} \exp\left(-\frac{(w-\overline{w}_1)^2}{2\sigma_{w1}^2}\right) + \frac{\lambda_2}{\sqrt{2\pi}\sigma_{w2}} \exp\left(-\frac{(w-\overline{w}_2)^2}{2\sigma_{w2}^2}\right)$$

$$\tag{2-53}$$

式中:λ_1 和 λ_2 分别是上升气流分布和下降气流分布的加权系数。

　　PDF 参数(w_1,w_2,σ_{w1},σ_{w2},λ_1,λ_2)描述 σ_w(总的或整体的均方根垂直湍流速度)的功能,垂直速度偏度 $S=\dfrac{\overline{w^3}}{\sigma_w^3}$($\overline{w^3}$ 是 w 的第三时刻),参数 $R=\dfrac{\sigma_{w1}}{w_1}=\dfrac{\sigma_{w2}}{w_2}=2$。一个扩大的 PDF 参数是由 Weil (1997)提出的。

　　瞬时烟羽假设有一个高斯随机变化的中心线的浓度分布,由此可以计算出所有的随机中心线位移的浓度平均值或平均浓度。AERMOD 作为双高斯(即一个上升气流和一个下降气流)代表在偏态过程的平均结果。图 2-14 显示了在 CBL 中双高斯方法近似倾斜的垂直浓度分布。该图显示了两条平均轨迹,分别代表平均释放到下降气流(下降气流烟羽)和上升气流(上升气流烟羽)的许多颗粒包的轨迹。这意味着轨迹确定的速度是:

　　① 平均水平风速(u);

　　② 由烟羽浮力产生的垂直速度(v_{buoy});

　　③ 平均上升气流($\overline{w_1}$)或下沉气流($\overline{w_2}$)的速度。

　　每条轨迹的平均高度 $\overline{z}_{c1}$ 或者 $\overline{z}_{c2}$ 通过方程式(2-53)的曲线取平均得到。这些颗粒的高度呈现出集中分布的特点,描述为 $\sigma_{z1}=\dfrac{\sigma_{w1}x}{u}$ 和 $\sigma_{z2}=\dfrac{\sigma_{w2}x}{u}$,两者形成双高斯分布,即 Weil 等人(1997)得出的两个浓度分布的标准偏差。

　　AERMOD 模型通过叠加两个高斯分布,接近服从偏态分布,图 2-14 所示的为上升气流和下降气流的分布。

　　图 2-15 所示的为高斯形式与双高斯的比较,其图形关于 $w=0$ 对称。可以看出,负数和正数的双尾分布,双向高斯是偏向比高斯更小和更大的 p_w 值。另外,在双高斯形式下,p_w 曲线下的区域大约有 60% 是 w 轴的负数,而大约 40% 是正数。这是符合结果

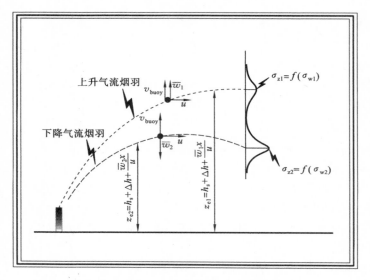

图 2-14　烟羽分散在 CBL 中 AERMOD 模型的 PDF 方法

的数值模拟和现场实测(Lamb,1982;Weil,1988)。

图 2-15 表示了垂直方向速度的概率密度函数。当高斯曲线不弯曲时,双高斯曲线的有偏态曲线 $S=1$。

在这里使用 PDF 方法(Weil 等人,1997)。事实上,前面提到的三个主要模拟浓度场的来源在这里得到体现:

(1)直接源来自于烟羽;

(2)位于 CBL 顶部的间接源说明扩散在迅速地下降,或烟羽维持在顶层,但是它在 z_i 下面;

(3)渗透源包含部分物质产生的烟羽渗透到 z_i 以上的稳定层。

直接源描述的分散烟羽通过下降气流源到达地面。间接源是包括首次对流上升的高架反转,即这部分最初为烟羽增加了 CBL

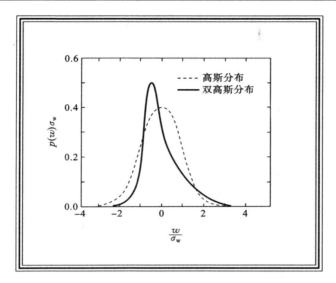

图 2-15　高斯分布与双高斯分布的比较

的上升气流,回到地面通过冷凝形成的。图像源被添加到后续烟羽与地面相互作用以满足 $z=0$ 和 $z=z_i$ 的条件,这种源所起的作用与在标准的高斯模型中高于 z_i 的首次出现的图像源一样,但是不同于浮力烟羽。

对于间接源,通常采用在 $z=z_i$ 时垂直方向速度修正的反射方法,但间接源烟羽上升 Δh_i 时会延迟 CBL 顶层的烟羽物质向下扩散。这是试图模拟放样的行为,包括用渗透源解释烟羽的初始渗透高度,但随后又可以再次进入 CBL,通过湍流混合并最终二次进入 CBL。图 2-13 说明了对这三种烟羽的处理方法,它是 AERMOD 模型的一个基本特征的对流模型。在 AERMOD 模型中,在 CBL 的总浓度(C_c)被发现由三个源的浓度相加而成。针对水平羽流状态,C_c 的表达式为

$$C_c\{x_r,y_r,z_r\}=C_d\{x_r,y_r,z_r\}+C_r\{x_r,y_r,z_r\}+C_p\{x_r,y_r,z_r\}$$
$$(2\text{-}54)$$

式中：C_d，C_r 和 C_p 是分别从直接、间接和渗透的来源。

地形跟踪状态的总浓度可以由式（2-54）得到，其中 z_r 用 z_p 代替。

陷在 CBL 中小部分物质的 f_p 从以下表达式中得出：

$$f_p=\begin{cases}0, & \Delta h_h<0.5\Delta h_{eq}\\ 1, & \Delta h_h>1.5\Delta h_{eq}\\ \dfrac{\Delta h_h}{\Delta h_{eq}}-0.5, & 0.5\Delta h_{eq}\leqslant\Delta h_h\leqslant1.5\Delta h_{eq}\end{cases} \quad(2\text{-}55)$$

式中：$\Delta h_h=z_i-h_s$；Δh_{eq} 是上升到一个稳定环境的平衡烟羽。

Δh_{eq} 有以下公式（Berkowicz 等人（1986））：
$$\Delta h_{eq}=(2.6^3 P_s+(2/3)^3)^{1/3}\Delta h_h \quad(2\text{-}56)$$

式中：$P_s=F_b/uN_h^2\Delta h_h^3$ 是渗透参数，堆栈浮力通量（F_b）和高于 z_i 的布维频率（N_h）分别如下：

$$F_b=gw_s r_s^2\frac{\Delta T}{T_s} \quad(2\text{-}57)$$

$$N_h=\left[\frac{g}{\theta\{z_i\}}\frac{\partial\theta}{\partial z}\bigg|z>z_i\right]^{1/2} \quad(2\text{-}58)$$

此处，u 是堆栈高度下的风速，g 是重力加速度，w_s、r_s 和 T_s 分别是堆栈出口处的速度、半径、温度，θ 是环境潜在的温度。式（2-58）中 N_h 是基于潜在升高的温度梯度的稳定层，由 AERMET 提供，这一高度覆盖了 CBL。通常，这层介于 z_i 和 z_i+500 m 之间。

1. 在 CBL 中直接来源的贡献浓度的计算

根据 Weil 等人（1997）的研究，直接烟羽浓度为

$$C_d\{x_r,y_r,z\}=\frac{Qf_p}{\sqrt{2\pi}u}F_y$$

$$\cdot \sum_{j=1}^{2} \sum_{m=0}^{\infty} \frac{\lambda_j}{\sigma_{zj}} \left[\exp\left(-\frac{(z - \Psi_{dj} - 2mz_i)^2}{2\sigma_{zj}^2} \right) \right.$$
$$\left. + \exp\left(-\frac{(z + \Psi_{dj} + 2mz_i)^2}{2\sigma_{zj}^2} \right) \right] \qquad (2\text{-}59)$$

式中：

$$\Psi_{dj} = h_s + \Delta h_d + \frac{\overline{w_j} x}{u} \qquad (2\text{-}60)$$

u 是在烟囱顶部的风速, $F_y = \dfrac{1}{\sqrt{2\pi}\sigma_y} \exp\left(\dfrac{-y^2}{2\sigma_y^2} \right)$ 是横向分布函数（在 2.5.4 节中讨论）, $\overline{w_j} = a_j w_*$ （a_j（$j = 1, 2$）在式（2-62）中被定义为常量）, Δh_d 是直接烟羽上升高度, 可从式（2-91）中计算得到, $z = z_r$ 和 $z = z_p$ 分别代表水平烟羽和地形跟踪烟羽两种状态, Ψ_{dj} 和 σ_{zj} 是有效的源高度和垂直扩散参数, 分别对应式（2-53）中的两个分布。λ_1 和 λ_2 分别表示上升气流分布和下降气流分布的加权系数。横向、纵向扩散参数（σ_y 和 σ_{zj}）造成环境的综合效应。感应浮力、建筑物浮力湍流将在 2.5.5 节中讨论计算。这里 σ_{zj}（$j = 1$ 或 2）分别对应于双高斯分布中的概率密度函数中的垂直扩散参数（见 2.5.5 节）, 在式（2-53）中每一个分布的加权系数 λ_j（$j = 1, 2$）是由 Weil 等人（1997）计算而来：

$$\begin{cases} \lambda_1 = \dfrac{\overline{w}_2}{\overline{w}_2 - \overline{w}_1} = \dfrac{a_2}{a_2 - a_1} \\ \lambda_2 = -\dfrac{\overline{w}_1}{\overline{w}_2 - \overline{w}_1} = -\dfrac{a_1}{a_2 - a_1} \end{cases} \qquad (2\text{-}61)$$

此处

$$\begin{cases} a_1 = \dfrac{\tilde{\sigma}_{wT}}{w_*} \left[\dfrac{\alpha S}{2} + \dfrac{1}{2} \left(\alpha^2 S^2 + \dfrac{4}{\beta} \right)^{1/2} \right] \\ a_2 = \dfrac{\tilde{\sigma}_{wT}}{w_*} \left[\dfrac{\alpha S}{2} - \dfrac{1}{2} \left(\alpha^2 S^2 + \dfrac{4}{\beta} \right)^{1/2} \right] \end{cases} \qquad (2\text{-}62)$$

$\tilde{\sigma}_{wT}$是总的有效垂直湍流而且仿式(2-34)计算而来。在式(2-62)中出现的参数与下式有关:

$$\frac{\overline{w^3}}{w_*^3} = \begin{cases} 0.125, & H_p\{x\} \geqslant 0.1z_i \\ 1.25\,\dfrac{H_p\{x\}}{z_i}, & H_p\{x\} < 0.1z_i \end{cases} \quad (2\text{-}63)$$

$$\begin{cases} \alpha = \dfrac{1+R^2}{1+3R^2} \\ \beta = 1+R^2 \\ S = \dfrac{\overline{w^3}/w_*^3}{(\tilde{\sigma}_{wT}/w_*)^3} \end{cases} \quad (2\text{-}64)$$

R 假设为 2.0(Weil 等人,1997)。同样,在式(2-60)中 $\dfrac{\overline{w_j}x}{u}$ 是常量,伴随从 F_z 中推导和在双高斯中出现的 $w_j(j=1,2)$(见式(2-53))。横向扩散参数(σ_y)是由式(2-75)计算而来(Weil 等人,1997)。

在式(2-59)中,图像烟羽用来满足在地面的无通量条件,一个在 $z = -h_s$ 情况下的图像烟羽会导致在式(2-59)的右边含指数 $z + \Psi_{dj}$。这幅图像来源在 $z = z_i$ 时呈现一种正的流量,而且额外的图像物质来源描述了

$$z = 2z_i + h_s, \quad -2z_i - h_s, \quad 4z_i + h_s, \quad -4z_i - h_s$$

等处的情况,以满足所有在 $z=0$ 和 $z=z_i$ 的后续无通量条件。

2. 在 CBL 中间接来源的贡献浓度的计算

间接来源的浓度计算公式为

$$C_r\{x_r, y_r, z\} = \frac{Qf_p}{\sqrt{2\pi}u}F_y \cdot \sum_{j=1}^{2}\sum_{m=1}^{\infty}\frac{\lambda_j}{\sigma_{zj}}\Big[\exp\Big(-\frac{(z + \Psi_{rj} - 2mz_i)^2}{2\sigma_{zj}^2}\Big) + \exp\Big(-\frac{(z - \Psi_{rj} + 2mz_i)^2}{2\sigma_{zj}^2}\Big)\Big] \quad (2\text{-}65)$$

式中:$\Psi_{rj} = \Psi_{dj} - \Delta h_i$;$z$ 可以是 z_r(水平烟羽状态)或 z_p(地形跟踪

烟羽状态)。

如图 2-13 所示,间接烟羽是通过直接烟羽高度的调整而建模(Δh_i 由式(2-92)计算得出),此处考虑了边界层垂直混合高度的延迟。

3. 在 CBL 中渗透源的贡献浓度的计算

渗透源的浓度在纵向和横向两个方向有一个高斯形式。这个渗透源的浓度由下面的表达式给出:

$$C_p\{x_r,y_r,z\} = \frac{Q(1-f_p)}{\sqrt{2\pi}\tilde{u}\sigma_{zp}}F_y \cdot \sum_{m=-\infty}^{+\infty}\Big[\exp\Big(-\frac{(z-h_{ep}+2mz_{ieff})^2}{2\sigma_{zp}^2}\Big)$$
$$+\exp\Big(-\frac{(z+h_{ep}+2mz_{ieff})^2}{2\sigma_{zp}^2}\Big)\Big] \tag{2-66}$$

式中:z_{ieff}是反映在稳定层上部表面的高度(见 2.5.3 节);z是水平烟羽状态的 z_r 或是地形跟踪状态的 z_p;垂直扩散参数 σ_{zp} 的计算如 2.5.5 节所述。

渗透烟羽高度 h_{ep} 被当作是混合层之上的烟羽形心(质点)的高度,根据式(2-94)计算。

2.5.3　SBL 中的浓度

在稳定的条件下,AERMOD 模型中浓度表达式(C_s)的高斯形式与许多其他稳态羽流模型(如 HPDM(Hanna 和 Paine,1989))所使用的类似。C_s 被定义为

$$C_s\{x_r,y_r,z\} = \frac{Q}{\sqrt{2\pi}\tilde{u}\sigma_{zs}}F_y \cdot \sum_{m=-\infty}^{+\infty}\Big[\exp\Big(-\frac{(z-h_{es}-2mz_{ieff})^2}{2\sigma_{zs}^2}\Big)$$
$$+\exp\Big(-\frac{(z+h_{es}+2mz_{ieff})^2}{2\sigma_{zs}^2}\Big)\Big] \tag{2-67}$$

式中:z_{ieff}是有效的机械混合层高度;σ_{zs}是在 SBL 中的总垂直扩散(见 2.5.5 节的讨论);h_{es}是烟羽的高度(即烟囱高度加上烟羽上

升的高度)。

机械混合层高度以上,湍流水平 z_{im}(见式(2-26))一般预期较小,因此 AERMOD 模型几乎不支持烟羽的纵向混合。AERMOD 模型正在设计(在 SBL 中)一种有效的混合盖子 z_{ieff},它阻碍但并不妨碍烟羽物质扩散到上述估计的机械混合层之上的区域。当最终烟羽高度远低于 z_{im} 时,烟羽在 z_{im} 处不交互。当烟羽低于 z_{im} 而稳定烟羽(烟羽高度加上 $2.15\sigma_{zs}$)的"上缘"达到 z_{im} 时,有效的混合盖子允许增加,并保持在烟羽上缘附近的水平。这样,AERMOD 模型允许烟羽向下扩散,但在湍流高端很低,垂直烟羽的上升被有效反射面所限制。当来自假设硬盖子的反射发生时,没有强烈的浓度倍增效应。向下扩散是影响受体到烟羽高度的平均 σ_w 的一个主要因子。如果烟羽高度高于混合层高度,那么有效 σ_w 的计算将 σ_w 可能很小的区域包括在内。实际上,阻碍烟羽上升的因素大部分取决于有多少烟羽高于 z_{im}。因此,无论烟羽高于或低于 z_{im},低湍流高于 z_{im} 的区域将在混合层内对浓度分布有一个恰当的影响。

当烟羽浮力带着上升的烟羽进入高于 z_{im} 的相对非湍流层时,反射面仍然是在高于有效烟羽高度的 $2.15\sigma_{zs}$ 的位置,因为烟羽扩散对导致烟羽浮力和向下混合仍然是重要的。因此,在 SBL 中,假设反映高架表面的烟羽物质高度为

$$z_{ieff} = MAX[h_{es} + 2.15\sigma_{zs}\{h_{es}\}; z_{im}] \qquad (2\text{-}68)$$

其中,σ_{zs} 在式(2-68)中是根据 2.5.5 节的方程来定义的,用 σ_{wT} 和 u 来估计 h_{es},而不是作为一种有效的参数。更重要的是因为 σ_{zs} 表示距离,故 z_{ieff} 依赖于顺风距离。

事实上,按照式(2-68)的表达意思,这种有效的反射面只在向上分布的极端尾部不断折回。此外,如果受体的高度 $z_r \geqslant z_{ieff}$,那么有效反射面不会被考虑。这种方法对于渗透源也适用。对于

渗透源和注入源，z_{ieff} 使用式（2-68）计算，其中 σ_{zs} 和 h_{es} 分别被 σ_{zp} 和 h_{ep} 取代。

2.5.4　横向烟羽曲线的处理

在 AERMOD 模型中，我们概括了低频率、不扩散涡（即河曲）烟羽浓度的影响。在经过长时间的运行后，河曲（或烟羽缓慢的横向来回转移）降低了看到连贯烟羽的可能性。对于烟羽浓度的影响，最好能与粒子轨迹模型进行建模，因为这些模型可以通过计算一个粒子受体数量的次数来估计在受体中的浓度。然而，作为一个简单的稳态模型，AERMOD 是不能提供此类信息的。两个浓度限值之间的插值受连贯烟羽（假定风向分布是一个定义良好的，只受横向湍流的平均变化方向的影响）和随机烟羽的限制（假定任何风向的概率相等）。

对于连贯烟羽，横向分布函数（F_{yC}）是熟悉的高斯形式：

$$F_{yC} = \frac{1}{\sqrt{2\pi}\sigma_y} \exp\left(-\frac{y^2}{2\sigma_y^2}\right) \tag{2-69}$$

式中：σ_y 是横向扩散参数（参见 2.5.5 节）。

对于随机烟羽的限制，风向和烟羽物质呈角度为 2π 的均匀分布。因此，横向分布函数 F_{yR} 的简单形式为

$$F_{yR} = \frac{1}{2\pi x_r} \tag{2-70}$$

式中：x_r 是受体的径向距离。

虽然垂直分布函数的形式对于两个烟羽来说保持不变，但它的大小基于相关烟羽的顺风距离和随机烟羽的径向距离。

曾经计算过的两个浓度限值（C_{ch}，连贯烟羽；C_R，随机烟羽）在稳定或对流条件下的总浓度（$C_{c,s}$）是由插值定义的。通过假设总的水平方向的"能量"由风的平均和随机两部分组成，从而实现

在连贯烟羽浓度和随机烟羽浓度之间插值得到总浓度。也就是说,有

$$C_{c,s} = C_{ch}\left(1 - \frac{\sigma_r^2}{\sigma_h^2}\right) + C_R \cdot \frac{\sigma_r^2}{\sigma_h^2} \tag{2-71}$$

式中:σ_h^2 是衡量总水平风能的尺度;σ_r^2 是衡量风能的随机成分的尺度;σ_r^2/σ_h^2 是衡量随机成分的一个重要指标。

因此,在式(2-71)中使用了两个浓度的权重。

水平风的衡量因素有平均变量 $\bar{u}$ 以及随机变量 σ_u 和 σ_v,因此,衡量总水平风的"能量"(假设给定的顺风波动和侧风波动是相等的,即 $\sigma_u = \sigma_v$)可表示为

$$\sigma_h^2 = 2\tilde{\sigma}_v^2 + \bar{u}^2 \tag{2-72}$$

式中:$\bar{u} = (\tilde{u}^2 - 2\tilde{\sigma}_v^2)^{1/2}$。

有资料表明,在长的运行时间内,平均风速的信息源对烟羽位置的预测变得无关紧要,随机能量变量起初是 $2\tilde{\sigma}_v^2$,而后变成 σ_h^2。水平风能的随机变量的演变可表示为

$$\sigma_r^2 = 2\tilde{\sigma}_v^2 + \bar{u}^2\left[1 - \exp\left(-\frac{x_r}{\bar{u}T_r}\right)\right] \tag{2-73}$$

式中:T_r 为时间尺度。

Brett 和 Tuller(1991)分析风的统计数据的自相关性表明,为期约一个完整的昼夜周期后,烟羽是随机运行的。由方程(2-73)知,在短的运行时间内,$\sigma_r^2 = 2\tilde{\sigma}_v^2$,而在长的运行时间(或距离)内,$\sigma_r^2 = 2\tilde{\sigma}_v^2 + \bar{u}^2$,这是流体的总的水平动能($\sigma_h^2$)。因此,连贯烟羽和随机烟羽的横向分布函数(式(2-71))的相对贡献依赖于随机能量系统中的一部分(即 σ_r^2/σ_h^2)。

式(2-71)在 SBL 中的应用是相对直接。由于在 SBL 中的浓度作为一个单一的烟羽代表,C_s 可以代入式(2-71)中直接计算。对流条件相反的情况是烟羽渗透被复杂化。由于 σ_r^2 取决于有效

的参数(见式(2-73)),由式(2-71)可发现浓度的加权因素对于非渗透和渗透烟羽是不同的。这是处理相结合的渗透烟羽和非渗透烟羽的加权因素到一个单一的有效因素 $\frac{\sigma_r^2}{\sigma_h^2}\Big|_{CBL}$,即 $\frac{\sigma_r^2}{\sigma_h^2}\Big|_P$ 和 $\frac{\sigma_r^2}{\sigma_h^2}\Big|_{NP}$,也就有

$$\frac{\sigma_r^2}{\sigma_h^2}\Big|_{CBL} = f_p \cdot \frac{\sigma_r^2}{\sigma_h^2}\Big|_P + (1-f_p)\frac{\sigma_r^2}{\sigma_h^2}\Big|_{NP} \tag{2-74}$$

式中: f_p(见式(2-55))是物质的来源,仍然为困在 CBL 中的一小部分。利用式(2-74),在 CBL 中 C_c 的浓度计算公式(2-71)用 $\frac{\sigma_r^2}{\sigma_h^2}\Big|_{CBL}$ 取代 $\frac{\sigma_r^2}{\sigma_h^2}$。

2.5.5　扩散系数的估计

横向和纵向浓度分布的总体标准偏差($\sigma_{y,z}$)是由环境湍流导致的扩散(用 σ_{ya} 和 σ_{za} 表示)与烟羽浮力引起湍流扩散(σ_b)的结合。建筑物引起的扩散不包括这里要采取的独立方法(见本节后面的介绍)的建筑物唤醒影响情形下的总扩散部分。环境湍流引起的扩散在高度方面是具有显著性差异的,在地球表面附近的变化最强。不同于目前的监管模型,AERMOD 模型设计账户通过其使用"有效参数"(见 2.4.2 节),就是在参数上方加波浪线,表示扩散的湍流高度变化的影响,如 $\tilde{\sigma}_{wT}$ 。

AERMOD 模型作为对表面扩散的特殊处理和基于 Taylor (1921)比较传统的关于高架扩散方法的结合,来处理环境湍流(σ_{za})的垂直扩散,使用这种方法在 SBL 中得到了很好的匹配。然而,在 CBL 中的结果表明,表面附近的横向扩散的处理是有问题的。通过在地表附近使用完整(CBL 和 SBL)草原草的数据集(Prairie Grass Data Set)对 σ_{ya} 实证关系的进一步研究,此问题已

得到纠正。σ_{ya} 和 σ_{za} 组成的描述在下一节介绍。

　　这种方法用于结合上述扩散,假定彼此的影响是独立的。因此,这种情形的总扩散系数不包括建筑物下洗的影响,根据下面的一般表达式来计算(Pasquill 和 Smith,1983):

$$\sigma_{y,z}^2 = \sigma_{ya,za}^2 + \sigma_b^2 \tag{2-75}$$

其中,因为假设 σ_{yb} 等于 σ_{zb},所以下标 y 和 z 被删除,用 σ_b 表示。除了 CBL 中的渗透源外,方程(2-75)中的形式适用于在 CBL 和 SBL 中的所有源的扩散,例如在 SBL 和 CBL 中,$\sigma_{y,z}$ 分别变成 $\sigma_{ys,zs}$ 和 $\sigma_{yjs,zj}$,$\sigma_{ya,za}$ 分别成为 $\sigma_{yas,zas}$ 和 $\sigma_{yajs,zaj}$,等等。对于渗透源,假设总扩散只包括环境和浮力引起的湍流;建筑物唤醒认为影响不大。对于注入源,总扩散当作源在 SBL 中用于计算。

　　对符号的注释:如公式(2-75)适用于在 SBL 和 CBL 中横向和纵向扩散。参考 SBL,在扩散方程中的 σ_z 替换为 σ_{zs},σ_{za} 以 σ_{zas} 出现;参考 CBL,适用于直接或间接源的扩散表达,式中 σ_z 替换为 σ_{zj},σ_{za} 替换为 σ_{aj};在扩散表达式中,对于渗透源,σ_z 表示为 σ_{zp}。

1.　环境湍流扩散

1) 横向扩散环境湍流

　　从总体上看,横向扩散的环境组成部分是基于 Taylor(1921) 的如下公式:

$$\sigma_{ya} = \frac{\tilde{\sigma}_v x}{\bar{u}\left(1 + \dfrac{x/\bar{u}}{2T_{Ly}}\right)^p} \tag{2-76}$$

式中:$p = 0.5$;$\bar{u}$ 为风速;$\tilde{\sigma}_v$ 是横向湍流速度的均方根;T_{Ly} 是横向湍流的拉格朗日时间尺度。

　　相比于那些在草原草实验(Barad,1958)中的发现,方程(2-76)在最初的 AERMOD 版本的应用中取得了比较差的浓度估计。具体地说,横向扩散没有得到很好的匹配。因此,横向扩散表达式需要重新考虑以适合草原草数据。

使用的方法类似于 Venkatram 等人（1984）提出的方法，T_{Ly} 被发现等于 $l/\bar{\sigma}_v$，其中 l 是横向湍流的一个适当的长度尺度。就非维顺风距离 X 和非立体的高度规模 α 而言，公式（2-76）可写成

$$\sigma_{ya} = \frac{\bar{\sigma}_v x}{\bar{u}(1+\alpha X)^p} \tag{2-77}$$

用 u 和 σ_v 非维距离设置有效的参数 $X = \frac{\bar{\sigma}_v x}{\bar{u} z_i}$，其中 $\alpha = \frac{z_i}{l}$，z_i 是混合层高度。

根据选定的稳定和对流的情况下（与公式（2-77）中的 σ_{yz} 初步比较），草原草实验（Barad，1958）发现 $\alpha = 78$，$p = 0.3$。例如，α 被视为一个合适的参数。分析如图 2-16 所示的比较完整的草原草数据集，公式（2-77）倾向于对这种广泛扩散的数据的低估（即横向扩散对于分布测量的低端估计）。然而，$\alpha(=78)$ 和 $p(=0.3)$ 的初步值在 AERMOD 浓度的预测和意见（Brode，2002）之间产生好的匹配。因此，这些初步值保留在 AERMOD 模型中，公式（2-77）适合于在 SBL 和 CBL 中所有烟羽 σ_{ya} 的计算。

图 2-16 表示，对于横向传播，作为一个非立体距离的功能，σ_y，X 数据是取自草原草实验。

渗透源横向扩散的环境组成部分，即源低于 z_i 则被释放，但向上渗透部分令 h_{es} 等于 h_{ep}，由公式（2-77）计算得到。然而，对于注入源，即源高于 z_i 则被释放，没有必要替代，因为这里是将这些源作为一个稳定源来考虑的。

要考虑在湍流尺度的增加，因此拉格朗日时间尺度大于在草原草释放高度，规模为

$$\alpha = 78 \frac{z_{PG}}{z_{max}} \tag{2-78}$$

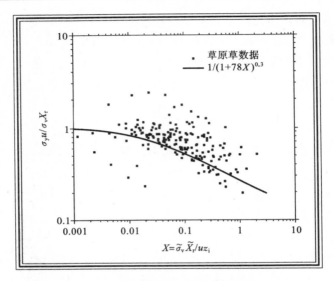

图 2-16　草原草数据集的分布情况

式中：$z_{PG}=0.46$ m（草原草释放高度）；$z_{max}=MAX[z;z_{PG}]$。

　　为了确保 α 不成为不切实际的大规模表面释放，z 不允许低于 z_{PG}（即 0.46 m）。在 SBL 中，$z=h_{es}$；在 CBL 中，$z=h_s$；对于渗透源，$z=h_{ep}$。α 随着释放高度增加而减少，σ_{ya} 往往会沿顺风距离线性增长。

　　2）纵向扩散环境湍流

　　在 SBL 中的源（直接排放到在混合层之上的稳定层的 CBL 中的源），垂直扩散（σ_{zas}）环境部分是由高架部分（σ_{zes}）和表面部分（σ_{zgs}）组成。

　　对于 $h_{es}<z_i$，简单的插值提供了两个组件之间的平稳过渡：

$$\sigma_{zas}=\left(1-\frac{h_{es}}{z_i}\right)\sigma_{zgs}+\left(\frac{h_{es}}{z_i}\right)\sigma_{zes} \tag{2-79}$$

对于 $h_{es} \geqslant z_i$，$\sigma_{zas} = \sigma_{zes}$。计算 h_{es} 的表达式可以在后面的章节找到。应该指出，在 SBL 中的源，即 σ_{zas} 是垂直扩散环境部分的具体形式（即方程（2-75）中的 σ_{za}）。

在 SBL 中，垂直扩散的高架部分有如下的形式：

$$\sigma_{zes} = \frac{\tilde{\sigma}_{wT} \, (x/\bar{u})}{\left(1 + \frac{x/\bar{u}}{2T_{Lzs}}\right)^{\frac{1}{2}}} \tag{2-80}$$

式中：σ_{wT} 是由机械搅拌（Cimorelli 等人，2004）造成的垂直湍流。

与横向的组件相比，垂直湍流的拉格朗日时间尺度（Venkatram等，1984）为

$$T_{Lzs} = \frac{l}{\tilde{\sigma}_{wT}} \tag{2-81}$$

尺度 l 是在中性条件 $l_n = 0.36h_{es}$ 下和在稳定条件 $l_s = \frac{0.27\tilde{\sigma}_{wT}}{N}$ 下插值之间的限制尺度，且满足

$$\frac{1}{l} = \frac{1}{l_n} + \frac{1}{l_s} \tag{2-82}$$

在非常稳定的条件下或在较大的高度下，l 接近 l_s。当条件接近中性时，N 是非常小的，且 l 接近 l_n。

将式（2-81）、式（2-82）代入式（2-80），得

$$\sigma_{zes} = \frac{\tilde{\sigma}_{wT}t}{\left[1 + \frac{\tilde{\sigma}_{wT}t}{2}\left(\frac{1}{0.36h_{es}} + \frac{N}{0.27\tilde{\sigma}_{wT}}\right)\right]^{\frac{1}{2}}} \tag{2-83}$$

最后，为了完成公式（2-79）的描述，在 SBL 中垂直扩散的表面部分（σ_{zgs}），是根据 Venkatram（1992）的如下公式来计算：

$$\sigma_{zgs} = \sqrt{\frac{2}{\pi}}\left(\frac{u_* x}{\bar{u}}\right)\left(1 + 0.7\frac{x}{L}\right)^{-1/3} \tag{2-84}$$

在 CBL 中的直接源和间接源，垂直扩散的环境部分（公式

(2-75)中 σ_{za})记为 $\sigma_{zaj}(j=1,2)$,用于区分上升气流和下降气流。σ_{zaj} 由一个高架部分(σ_{zej})和表面部分(σ_{za})组成,并给出了如下公式:

$$\sigma_{zaj}^2 = \sigma_{zej}^2 + \sigma_{zg}^2 \qquad (2-85)$$

其中,高架部分(σ_{zej})根据 Weil 等人(1997)的如下公式得到,即

$$\sigma_{zej} = \alpha_b \frac{\sigma_{wj} x}{\bar{u}} \qquad (2-86)$$

式中:σ_{wj} 是在双高斯 PDF(公式(2-53))的参数。

表达式 $\alpha_b = \text{MIN}[0.6+4H_p/z_i;1.0]$ 被设计为表面层 1.0 以上($H_p > 0.1z_i$),相对匹配 Venkatram(1992)垂直扩散的结果来自某个中性边界层的一个表面源。

对于 CBL,表面层中源的垂直扩散($H_p\{x\} > 0.1z_i$)被参数化为

$$\sigma_{zg} = b_c \left(1 - 10\frac{H_p}{z_i}\right) \cdot \left(\frac{u_*}{\bar{u}}\right)^2 \cdot \frac{x^2}{|L|} \qquad (2-87)$$

式中:$b_c = 0.5$;u_* 是摩擦速度;L 是莫宁-奥布霍夫长度;在表面层之上($H_p > 0.1z_i$),σ_{zg} 假定为 0。

考虑到表面释放($H_p = 0$)的限制及参数化方程的限制,公式(2-87)是 Venkatram(1992)建议在不稳定的表面层的垂直扩散的形式,也就是说,$\sigma_{zg} \propto \left(\frac{u_*}{\bar{u}}\right)^2 \cdot \frac{x^2}{|L|}$。参数化被设计为:

(1) 与在表面释放限制 Venkatram 的结果一致;

(2) 草原草实验(Paine 等人,2001)提供的建模和观察到的浓度之间有较好的吻合;

(3) 减少源在表面层的高度,并最终在表面层以上消失。

为了满足第二次设计要求,选择常数 b_c。中性边界层的极限 σ_{zg} 等于零。

渗透源的总垂直扩散 $\sigma_{zp}(=\sigma_z$,见式(2-75))是一种结合环境和浮力的影响。渗透源的垂直扩散的环境部分只包含一个高架组

件 $\sigma_{zes}(=\sigma_{zss})$，因为它被假定为从地面以上的位置 z_i 处脱离，因此不受相关表面的影响。渗透源的环境垂直扩散计算作为一个稳定源的高架部分（见式（2-83）中的 σ_{zes}），$N=0$，而且表面成分没有贡献。首当其冲的是将布维频率（The Brunt-Vaisala Frequency）N 设置为零，因为渗透烟羽是经过充分混合层（其中 $N=0$）后首先扩散到混合层内的受体。

2. 浮力引起的扩散的 σ_y 和 σ_z 参数

对于所有的烟羽，浮力引起的扩散（BID）根据 Pasquill（1976）和 Weil（1988）的如下公式进行计算：

$$\sigma_b = \frac{0.4\Delta h}{\sqrt{2}} \qquad (2\text{-}88)$$

式中：Δh 是各种合适类型（直接、间接、渗透和稳定）烟羽的上升高度，即根据式（2-91）计算的直接源烟羽的上升高度 Δh_d，根据式（2-95）计算稳定烟羽的上升高度 Δh_s，根据 $\Delta h_p = h_{ep} - h_s$ 计算渗透源烟羽的上升高度，其中 h_{ep} 是由式（2-94）计算。

3. 建筑物下洗的处理

AERMOD 采用烟羽流上升模型增强（PRIME）算法（Schulman 等人，2000）估算增强烟羽增长量，并通过建立唤醒来限制烟羽流的上升（EPA，1995）。在洞穴回流区和扩散强化唤醒区的 PRIME 烟羽群，其质量通过拦截洞穴边界来计算。这些边界根据横向和纵向分离简化的位置估计来建立。在洞穴区域的边界，洞穴烟羽集中排放到唤醒区。在这里，没有被洞穴和扩散捕获的烟羽群的增强率是基于源的位置、释放高度和建筑物的几何形状的结合。在唤醒区的湍流的加强部分随着距离的增加而逐渐衰减，要求顺利地过渡到在远场中湍流的环境水平。概率密度函数模型和涡扩散模型（Weil，1996），分别用于近距离唤醒和远距离唤醒区的分布估计。烟羽上升源受建筑物的影响，使用数值模型来估计,其中包括建筑物附近大的精简偏转、垂直风速切变,以及来自湍流唤醒和速度增强稀释的影响。在一般情况下,烟羽可能受到建筑物的影响,这些建筑物的诱导作用会限制烟羽的上升。

PRIME 最初的设计(Schulman 等,2000),是为了提高烟羽增长来使用 Pasquill Gifford(PG)扩散(Pasquill,Gifford,1961)。烟羽增长的 AERMOD 估计是基于来自湍流剖面的扩散参数,而不是在 PG 的方法中用发散的基本湍流来代替。一个 PRIME 模型纳入 AERMOD 的基本设计宗旨应尽可能忠实于 PRIME 的制定初衷,同时确保:

(1) AERMOD 的环境扩散使用 PG 扩散;

(2) 最远的位置超出了唤醒区,地方建筑物的影响应是微不足道的,计算浓度的方法采用 AERMOD 估计。

因此,在唤醒区 PRIME 算法使用专门作为输入 AERMOD 模型衍生的环境湍流强度来计算浓度。为了确保在唤醒区 PRIME 估算的浓度和唤醒区外用 AERMOD 模型估计的浓度之间的平稳过渡,唤醒区外的浓度估计为两者的加权之和。也就是说,超过唤醒区的总浓度(C_{TOTAL})根据下面公式进行计算:

$$C_{\text{TOTAL}} = \gamma C_{\text{PRIME}} + (1-\gamma)C_{\text{AERMOD}} \tag{2-89}$$

式中:C_{PRIME} 是浓度估计使用 AERMOD 模型衍生的气象输入 PRIME 算法;C_{AERMOD} 是浓度估计使用 AERMOD 模型,不考虑建筑唤醒效应;γ 为加权参数。

γ 是指由 PRIME 算法计算唤醒中纵向、横向和顺风的距离的贡献指数,其计算公式如下:

$$\gamma = \exp\left(\frac{-(x-\sigma_{xg})^2}{2\sigma_{xg}^2}\right)\exp\left(\frac{-(y-\sigma_{yg})^2}{2\sigma_{yg}^2}\right)\exp\left(\frac{-(z-\sigma_{zg})^2}{2\sigma_{zg}^2}\right)$$

$$\tag{2-90}$$

式中:x 是逆风边缘建筑物到受体之间的顺风距离;y 是侧向(侧

风)从建筑物中心线到受体的距离;z 是地面上的受体的高度;σ_{xg} 是唤醒区的纵向距离;σ_{yg} 是电子从建筑物中心线到唤醒区外侧边缘的距离;σ_{zg} 是唤醒区的受体位置的高度。

2.5.6　在 AERMOD 中烟羽上升的计算

1. 在 CBL 中烟羽上升的计算

直接来源的烟羽上升是由 Briggs(1984)的源动力和浮力效应的叠加产生的,即

$$\Delta h_{d} = \left(\frac{3F_{m}x}{\beta_{1}^{2}u_{p}^{2}} + \frac{3}{2\beta_{1}^{2}} \cdot \frac{F_{b}x^{2}}{u_{p}^{3}} \right)^{1/3} \tag{2-91}$$

式中:$F_{m} = (T/T_{s})w_{s}^{2}r_{s}^{2}$ 是烟羽动量通量;$F_{b} = gw_{s}r_{s}^{2}(\Delta T/T_{s})$ 是烟羽浮力通量;r_{s} 是纠正烟羽下洗的烟羽半径;$\beta_{1}(=0.6)$ 是夹带参数。

应该指出的是,u_{p} 是用于计算烟羽上升的风速。在 CBL 中,$u_{p} = u\{h_{s}\}$。

如图 2-13 所示,仿照直接烟羽,通过调整高度 Δh_{i} 来计算间接烟羽高度,包括测量条件 $z = z_{i}$,间接烟羽用于计算在边界层的顶部的垂直混合延迟。调整高度可根据下式确定:

$$\Delta h_{i} = \left(\frac{2F_{b}z_{i}}{\alpha_{r}u_{p}r_{y}r_{z}} \right)^{1/2} \frac{x}{u_{p}} \tag{2-92}$$

式中:r_{y} 和 r_{z} 是在水平和垂直方向的半宽度放样烟羽;u_{p} 指烟羽上升的风速;$\alpha_{r} = 1.4$。

假设椭圆形烟羽水平风向的产生根据 Weil 等人的如下公式计算:

$$r_{y}r_{z} = r_{h}^{2} + \frac{a_{e}\lambda_{y}^{3/2}}{4} \cdot \frac{w_{*}^{2}x^{2}}{u_{p}^{2}} \tag{2-93}$$

式中:$r_{h} = \beta_{2}(z_{i} - h_{s})$;$\beta_{2} = 0.4$;$\lambda_{y} = 2.3$;$a_{e} = 0.1$。

对于 Δh_i 的推导和讨论,参照 Weil 等人的计算公式为分层环境的平衡烟羽上升的高度渗透源达到上述 z_i 源的浮力通量,z_i 以上的稳定分层由平均风速决定。渗透源烟羽高度 h_{ep},作为烟羽以上的反演材料的重心。对于完整的渗透($f_p=0$),$h_{ep}=h_s+\Delta h_{eq}$。对于部分渗透($f_p>0$),h_{ep} 是选择上羽边缘 $h_s+1.5\Delta h_{eq}$ 和 z_i 的高度平均值,则

$$h_{ep}=\frac{h_s+z_i}{2}+0.75\Delta h_{eq} \qquad (2\text{-}94)$$

式中:h_{eq} 由式(2-56)求得。

2. 在 SBL 中烟羽上升的计算

在 SBL 中的烟羽上升是由 Weil(1988)提出,它采用迭代修正的方法计算而得,这与 Perry 等人(1989)的发现相类似。当烟羽上升时,烟羽的潜在环境温度升高,因此烟羽与周围的浮力会减小。考虑到这一点,需用烟羽上升方程进行修正。根据修正的结果,AERMOD 模型能计算出稳定的烟羽上升高度 Δh_s,根据 Weil 等人(1988)的研究知

$$\Delta h_s=2.66\left(\frac{F_b}{N^2 u_p}\right)^{1/3} \cdot \left[\frac{N'F_m}{F_b}\sin\left(\frac{N'x}{u_p}\right)+1-\cos\left(\frac{N'x}{u_p}\right)\right]^{1/3}$$
$$(2\text{-}95)$$

式中:$N'=0.7N$,而 N 仿式(2-58)得出。

N 和 u 是最初对烟羽高度的评价。一旦烟羽上升高度计算出来后,随后,通过在烟羽顶部 $h_s+\Delta h_s/2$ 处对 N 和 u 值求平均值,对烟羽上升高度作出估计(迭代直到收敛)。方程(2-95)是用于顺风距离小于最终上升高度(x_f)的计算。除了 x_f 和 Δh_s 保持不变外,稳定烟羽高度达到其最大上升高度,即

$$x_f=\frac{u_p}{N'}\arctan\left(\frac{-F_m N'}{F_b}\right) \qquad (2\text{-}96)$$

将公式(2-95)中的 x 代入公式(2-96)，稳定烟羽 $\Delta h_s\{x_f\}$ 的最大上升高度最终减少至

$$\Delta h_s\{x_f\}=2.66\left(\frac{F_b}{u_p N^2}\right)^{1/3} \tag{2-97}$$

至于公式(2-95)，速度 u_p 和公式(2-97)中的 N 是根据烟羽高度初步评估，然后迭代算出。

当大气接近中性时，布维频率 N 接近于零，公式(2-95)可以预测一个不切实际的大烟羽上升高度。在这种情况下，由大气湍流产生的羽流上升高度是有限的。这种情况发生在中性条件下的烟羽上升率相当于 σ_w。在这些条件下，从 Weil(1985)得出的中性上升高度(公式(2-97))来计算稳定的烟羽上升高度是有限的：

$$\Delta h_s=1.2 l_n^{3/5}(h_s+1.2 l_n)^{2/5} \tag{2-98}$$

其中，中性尺度　　　　$l_n=F_b/(u_p u_*^2)$

当风速接近于零时，公式(2-95)计算的预测值是不切实际的。在周围宁静的环境条件下，由 Morton 等人(1956)和 Briggs(1969)得出的公式(2-99)来计算稳定的烟羽上升高度(公式(2-97))是有限的：

$$\Delta h_s=\frac{4F_b^{1/4}}{N^{3/4}} \tag{2-99}$$

最后，根据不稳定的上升高度计算烟羽稳定上升高度是有限的。

2.5.7　来源表征

AERMOD 模型为用户提供了描述一个点源、一个面源或体源的能力。此外，AERMOD 模型还具有描述不规则形状的面源的能力。

点源的特点是与 ISC3 模型完全一样的(EPA,1995)。模型

的输入包括位置、海拔高度、点源排放率、烟羽高度、烟羽气体温度、烟羽口排气速度、烟羽内径。需要用温度、出口排气速度、内径计算烟羽上升高度。

同样,体源需要有与 ISC3 模型相同的输入,它包括位置、海拔高度(任选)、排放高度、体积排放率、初始横向烟羽大小(σ_y)和初始垂直烟羽大小(σ_z)。AERMOD 模型在体源处理中不同于 ISC3 模型,只能从实施初始烟羽大小而得到。ISC3 模型使用初始烟羽大小源的计算,即

$$\sigma_y^2 = \sigma_{yl}^2 + \sigma_{yo}^2 \qquad (2\text{-}100)$$

式中:σ_{yo} 是水平烟羽大小;σ_{yl} 是环境烟羽大小;σ_y 是结合后产生的烟羽大小。

在有效的 ISC3 中,面源处理得到了增强。此外,除了正方形或长方形的输入,面源可输入圆形或多边形,可以定义一个多达20 个顶点多边形。圆是通过输入其圆心坐标和半径来实现。AERMOD 模型使用此信息来创建一个与圆同区域的相当于 20面近圆形的多边形。

至于 ISC3,AERMOD 模型允许为一个简单的半衰期衰减作计算。

2.5.8　城市边界层的调整

虽然城市表面特征(粗糙度、反照率等)在任何时候都影响边界层参数,城市边界层结构子层的影响在夜间最大而在白天相对较小(Oke,1998)。当稳定的乡村空气流动到一个温暖的城市地表时,一个城市的"对流般"的边界在夜间形成。日落之后,城市地表冷却的速度比乡村地表冷却的慢,因为在市区,存在着陷在建筑物里的热辐射和城市地面下较大的热通量。AERMOD 模型计算这个值是为了发现在乡村稳定边界层的湍流,即一个城市的贡

献对市区 SBL 的总湍流。对流的贡献是关于对流速度尺度的函数，而这又取决于表面的热通量和城市混合层。向上的热通量是一个关于城乡温差的函数。

　城乡温差取决于一个很重要的因素，是不会轻易在模型中应用的，如 AERMOD 模型。为了简单起见，Oke(1973,1982)收集的数据，是用来构建实证模型的。Oke 呈现了观察加拿大城市的城乡人口从约 1000 人上升到 2000000 人的温度差异。这些数据代表每个城市中最具有影响力的温差，因为它们是在天气晴朗、低风和低湿度的理想条件下收集的。一个适合的实证数据通常有以下的关系：

$$\Delta T_{u-r} = \Delta T_{max} \left(0.1\ln \frac{P}{P_0} + 1.0 \right) \tag{2-101}$$

式中：$\Delta T_{max} = 12\ ℃$；$P_0 = 2000000$（在 Oke 收集的数据中最大温差下城市的人口）；P 是指被建模的市区人口。

　由于市区的夜间环境温度高于其周围的乡村地区，所以必须存在一个向上的表面热通量在市区。据推测，这种向上的表面热通量与城乡温差有关，即

$$H_u = \alpha \rho c_p \Delta T_{u-r} u_* \tag{2-102}$$

式中：α 是一个经验常数，ρ 为空气密度，c_p 为比定压热容。此表达式类似于批量传输的热流较均匀的表面参数化（如 Businger(1973)），定义 α 为"散装"的传热系数。我们选择 α 以确保向上的热通量与在达到 $0.1\ m \cdot s^{-1} \cdot ℃$ 基础上的最大测量值一致，因为 ΔT_{u-r} 在 $10\ ℃$ 附近在一个连续的变化中有最大值，而且 u_* 是在 $0.1\ m \cdot s^{-1}$ 基础上有秩序变化的最大值，α 应该有一个最高值 0.1。虽然我们假设有一个最大的（市中心）值约为 0.1，AERMOD 模型在整个市区使用一个有效的均值。假设 α 的值从市郊的 0 到市中心的 0.1 是呈线性变化的，这将导致地区的均值为市中心的

$\dfrac{1}{3}$（因为圆锥的体积是相同高度的圆柱体的体积的$\dfrac{1}{3}$）。对此印第安纳波利斯的数据，AERMIC 测试一个区域的均值 α 等于 0.03。这种 α 值的选择和 Oke(1973,1982)在加拿大的城市中所报告的向上的热通量测量值是一致的。开发测试结果表明，这种选择和AERMOD 模型预测的浓度是很相符的。

在夜间，城市边界层混合高度 z_{iu} 是基于 Oke(1973,1982)提出的经验公式：

$$\begin{cases} z_{iu} \approx R^{1/2} \\ R \approx P^{1/2} \end{cases} \tag{2-103}$$

式中：R 用于衡量城市规模；P 是城市的人口。

第一个关系式是基于观察到紧临海岸线的内部对流边界层的增长（Venkatram,1978）；第二个关系式是假设人口密度在城市与城市之间并没有很大的差别。

由于夜间城市边界层高度依靠对流效果，公式（2-103）可派生出下面公式：

$$z_{iuc} = z_{iuo} \left(\dfrac{P}{P_0} \right)^{1/4} \tag{2-104}$$

式中：z_{iuo} 是与 P_0 对应的边界层高度。

基于激光雷达测量，在印第安纳波利斯测量（1991）和 z_{iu} 是 Bornstein(1968)在纽约市进行的一项研究发现中估计的，z_{iuo} 在 AERMOD 模型中设置为 400 m。

此外，由于城市供热的影响应该不会造成 z_{iu} 小于机械混合层高度，z_{iu} 限制在不小于 z_{im}，因此，夜间城市边界层的混合层高度计算如下：

$$z_{iu} = \text{MAX}[z_{iuc}; z_{im}] \tag{2-105}$$

一旦城市的混合层高度估计出来，一个替代的对流速度尺度

（适合当前湍流的大小）通过代入 z_{iu} 和 H_u（Deardorff，1970）到定义式中计算，即

$$w_{*u} = \left[\frac{g H_u z_{iuc}}{\rho c_p T} \right]^{1/3} \tag{2-106}$$

式中：w_{*u} 是城市夜间对流速度尺度；T 是近地表的空气温度。

　　估计 w_{*u} 后，在夜间城市的湍流可以使用 2.4.1 节中的表达式进行增强。然而，由于低水平来源 σ_{wT} 主要取决于 u_*（见式 (2-34) 和式 (2-35)），是不可能直接提高 σ_{wT}，必须通过对这些来源使用 w_{*u}，因此，一个有效的摩擦速度（u_{*eff}）可替代城市边界层的下部的速度。我们定义 u_{*eff} 为摩擦速度与在 $z = 7z_0$ 前提下 σ_{wm} $= \sigma_{wc}$ 是一致的。假设 $z = 7z_0$ 总是小于 $0.1z_{iuc}$，u_{*eff} 的估计是根据 σ_{wc}（见式 (2-35)）和 σ_{wm}（见式 (2-36)）求解 u_*。一旦 u_{*eff} 得出，市区夜间条件下的摩擦速度为 u_{*eff} 和 u_*（乡村和白天的市区摩擦速度）两者中的最大值。

　　然后，使用增强的速度尺度 u_{*u} 和 w_{*u}，夜间城市边界层湍流对流部分使用 2.4.1 节中的表达式。也就是说，σ_{wc} 和 σ_{wm} 分别由式 (2-35) 和式 (2-36) 计算。分别在白天对流速度尺度（w_*）的地方使用，用以代替乡村地区。此外，出于一致性的目的，一个城市的夜间莫宁-奥布霍夫长度计算是根据式 (2-8) 计算，其中 u_* 换成 u_{*u}，H 换成 H_u。

　　最后，总的夜间城市边界层湍流的计算公式为对流和机械部分的总和（正交）。由于有了这些增强的水平，在城市边界层环境动荡 σ_{za} 引起的垂直扩散式应根据式 (2-83) 与城市边界层假定为中性（即 $N = 0$）来计算。对于在城市边界层的横向扩散，σ_{ya} 在 SBL 中使用式 (2-76) 计算得出。

　　夜间城市边界层潜力温度梯度等于逆风下的乡村概况（见 2.4.1 节），针对所有大于 z_{iu} 的高度，以及不大于 z_{iu} 的正值，有

$$\frac{\partial \theta}{\partial z} = \begin{cases} 10^{-5}, & z \leqslant z_{iu} \\ \text{rural value}, & z > z_{iu} \end{cases} \qquad (2\text{-}107)$$

对于小于 z_{iu} 的羽状物,有效反射面高度设置为等于城市边界层的高度(即 $z_{ieff} = z_{iu}$)。对于大于 z_{iu} 的羽状物,z_{ieff} 通过式(2-68)计算,其中 z_{im} 替换为 z_{iu}。羽状物在城市稳定边界层的上升由式(2-95)～式(2-99)计算,采取式(2-107)中的 $\partial\theta/\partial z$。

$$z_{ieff} = \text{MAX}[h_{es} + 2.15\sigma_{zs}\{h_{es}\}; z_{im}] \qquad (2\text{-}108)$$

$\partial\theta/\partial z$ 使用此值提供了一个适当的近中性的方程。然而,烟羽高度在这些条件下不得超过 $1.25z_{iu}$。

在城市地区白天条件($L<0$)下,AERMOD 模型使用在乡村地区相同的公式(即没有城市边界层特征的相关调整)。

2.6　输入/输出需求和数据使用

2.6.1　AERMET 需要的输入数据

除了定义表面特征外,用户还通过 AERMET 提供每小时气象数据处理的文件。目前,AERMET 被用来设计成从下列资料接收数据:

(1)从最具代表性的现场得到的标准的每小时气象中心的数据;

(2)早晨风速、温度和露点,从最近的气象中心获得;

(3)现场风速、温度、湍流、压力、辐射测量(如果有的话)。

最低测量和/或者导出数据需要运行 AERMOD 建模系统。

1. 气象数据

气象数据包括风速(u)、风向、不透明云层覆盖数据(n)、环境温度(T)等。

云层覆盖在 AERMOD 模型中也被用于计算干沉降。因此，如果云层覆盖不见了，则使用 Bulk Richardson 方案。接着，基于 Ulden 和 Holtslag(1985)，提出了如下一个云层覆盖计算的等效公式：

$$n_{eq} = \left(\frac{1 - \theta_* / 0.09}{0.5} \right)^{0.5} \qquad (2\text{-}108)$$

式中：θ_* 是温标，可以由式(2-18)计算得出。

2. 定向和/或每月的不同表面特征

对于 AERMET，用户可以指定对于多达 12 个逆风方向区域的三个表面特征的月变化。这些包括：反照率(r)，它是通过表面反射的部分辐射；波纹比(B_0)，它是敏感的热流密度与蒸发热通量的比值；表面粗糙长度(z_0)，它是高于地面的高度，在此高度下水平风速通常是零。用户将通过查表(见 AERMET 用户手册)查找不同的季节和土地利用类型的三种变量的典型值。这个信息出现在用户手册里，并不认为是监督管理的指南。为了特定的效用，应鼓励用户研究文献以确定最合适的表面特征。

3. 其他数据

其他数据包括纬度、经度、时区、风速和每一个数据集的临界值(u_{th})。

4. 可选择的数据

可选择的数据包括太阳辐射、净辐射量(R_n)、垂直湍流强度(σ_w)和水平湍流强度(σ_v)。

2.6.2　在 AERMET 中选择和使用测量的风速、温度和湍流

1. 临界风速

用户需要定义一个风速现场数据集的临界值(u_{th})。对于国

家气象数据,虽然当前 AERMOD 的版本不能接受一个单独的 u_{th},但是一个单独的 u_{th} 需要从每一个被使用的现场数据集中挑选出来。

2. 参考温度和高度

温度的参考高度(z_{Tref})和参考温度,作为在 z_0 到 100 m 之间的最低水平的数据是有效的。

3. 参考风速和高度

风速的参考高度(z_{ref})和参考风速(u_{ref}),作为在 $7z_0$ 到 100 m 之间的最低水平的数据是有效的。虽然当前 AERMOD 的版本不能接受一个单独的 z_{ref} 作为装置外的数据,但我们相信一个单独的 z_{ref} 应选择每个正在使用的数据集。

如果在这些限制下没有有效的参考风速观测值或方向存在,这时就认为是缺失的,消息将被写入 AERMET 信息文件,因为有效风速的值必须大于或等于临界风速。AERMOD 处理多个小时的无效的风速,如平静的风速,与 ISC 中的方式相同。

在测量剖面下所有观察到的风速小于 u_{th} 时就被认为是缺失值,因此没有在风速模型中创建(AERMOD 中风速模型已经完成了)。

4. 潜在的温度梯度计算的在混合层高度以上的探空数据

在高于 z_i 的情况下,$\dfrac{\mathrm{d}\theta}{\mathrm{d}z}$ 的计算如下:

如果探测在 z_i 以上至少延伸 500 m,那么第一个 500 m 定为 $\dfrac{\mathrm{d}\theta}{\mathrm{d}z}$;

如果是换作 250 m,那么在 z_i 以上的有效探测定为 $\dfrac{\mathrm{d}\theta}{\mathrm{d}z}$;

AERMET 限制 $\dfrac{\mathrm{d}\theta}{\mathrm{d}z}$ 在 z_i 以上最低为 0.005 K · m^{-1};

如果探测延伸在 z_i 以上而不到 250 m,那么令 $\dfrac{\mathrm{d}\theta}{\mathrm{d}z} = 0.005$

$K \cdot m^{-1}$（默认值）。

5. 湍流测量

当时间没有缺失时，所有测量的湍流值传递给 AERMOD，即使风速小于 u_{th}。基于用特定仪器测量的数值，在不平静的条件下合理的最小限度湍流对于垂直湍流强度（σ_w）和水平湍流强度（σ_v）在 AERMOD 中分别设定为 $0.02\ m \cdot s^{-1}$ 和 $0.2\ m \cdot s^{-1}$。虽然这些较低的限制适用于测量值的湍流计算 σ_w 和 σ_v 的剖面值，但是不接受更低的限制。我们不限制这些估计剖面，因为它将偏离这些湍流的有效值的计算结果，通过隔层平均受体与烟羽流的高度来确定扩散的烟羽。然而，在第 2.6.9 节所讨论的这些限制适用于有效的湍流值和风速。

6. 失踪现场数据的数据替代

除非用户指定一个替代的数据集，否则现场数据丢失一个多小时，就被认是缺失值，AERMET 不默认气象中心（或任何其他离线）的数据。

2.6.3　通过 AERMET 传给 AERMOD 的信息

以下数据通过 AERMET 传给 AERMOD，作为每小时气象数据的记录。

（1）所有的观察风速（u）、风向、环境温度（T）、水平湍流强度（σ_v）、垂直湍流强度（σ_w）及其与之相关的测量高度。

（2）表面感热通量（H）、表面摩擦速度（u_*）、莫宁-奥布霍夫长度 L，在所有时刻适用的 z_{im}、z_{ic}、w_*（在对流时间里）、z_0、$r\{\phi\}$、B_0、$d\theta/dz$（高于 z_i）、u_{ref}，参考高度下的风向，z_{ref}，基准高度的环境温度（T_{ref}）（不用于 AERMOD）和温度的参考高度（z_{Tref}）。

2.6.4　限制的 PBL 高度增长

AERMET 限制 z_i 的增长到一个合理最大值 4000 m。这一限制适用于计算和测量混合高度。在沙漠气候条件下,混合高度超过 4000 m 的可能性很小,但是在表面浓度的附加效果很可能是微不足道的。

2.6.5　初始化机械混合层高度的平滑程序

如果式(2-26)中的 $z\{t+\Delta t\}$ 是第一个小时的数据集,那么不平滑就发生了。此外,如果一个缺失值发生在时间步长 t 内,那么平滑程序不用执行时间步长 $t+\Delta t$,但在其后的几小时内重新执行。

2.6.6　当测探高度太浅时定义混合层高度

公式(2-22)的左边是由上午测探的温度所决定,右边是由白天记录的表面热通量所决定。当测量温度时,从气象中心得到,而当没有达到一个大于对流层混合层高度时,为了估计 z_{ic},我们必须为潜在温度梯度假设一个侧面。其步骤如下:

(1) 探测在 500 m 层的顶部确定的 $\dfrac{\mathrm{d}\theta}{\mathrm{d}z}$。然而,如果部分的 500 m 层是 PBL 中第一个 100 m 以内,那么该层应该被减少(至最小厚度 250 m)用于避免使用探测部分低于 100 m;如果不能满足上述条件,那么定义 z_{ic} 为缺失值。

(2) 通过 $\dfrac{\mathrm{d}\theta}{\mathrm{d}z}$ 延伸探测以及验算 z_{ic}。

(3) 给用户提供警告信息:

① $\dfrac{\mathrm{d}\theta}{\mathrm{d}z}$ 已经被推测在探测的 z_{ic} 之上;

② 实际探测高度的顶部；

③ z_{ic}被验算出来。

（4）当认定 z_{ic}为缺失值时，允许用户摒弃"固定"值。

2.6.7　需要输入 AERMAP 的数据

以下数据输入是需要输入 AERMAP 数据的。

（1）DEM 地形数据(x_p, y_p, z_t)；

（2）受体网格设计，AERMAP 接受极性，笛卡儿或离散受体。

2.6.8　信息通过 AERMAP 传给 AERMOD

AERMAP 把下列参数传给 AERMOD：x_r, y_r, z_r, z_p以及每一个受体的高度(h_c)。

2.6.9　风速以及湍流限制在模型计算中的使用

按照如下公式计算有效参数的限制：

$$\begin{cases} \sigma_w\{z\} = \text{MAX}[\sigma_w\{z\}; 0.02 \text{ m} \cdot \text{s}^{-1}] \\ \sigma_v\{z\} = \text{MAX}[\sigma_v\{z\}; 0.05u\{h_s\}; 0.2 \text{ m} \cdot \text{s}^{-1}] \end{cases} \quad (2\text{-}109)$$

当选择湍流计算上升烟羽时，这些限制也被应用。

稀释的烟羽根据在一个特定时间间隔内与超过平均风速来确定，但是测量的仅仅是给定的平均矢量风，可能为零，即使稀释的风速不为零，我们可以通过假定矢量风 u_v 来估算稀释的风速，u_v可以表示为

$$u_v = (\bar{u} + u', v') \quad (2\text{-}110)$$

式中：$\bar{u}$ 是平均实测风速。

烟羽数量涉及湍流波动。假设 $u_v = \bar{u}$。如果我们假设测量速度波动仅仅与常向量的角的变化相对应，我们可以从公式

(2-110)中得到

$$u_v^2 = \overline{u}^2 + \sigma_v^2 + \sigma_u^2 \qquad (2\text{-}111)$$

在这个简单的模型中，u_v 是稀释的风速。如果 $\sigma_u = \sigma_v$，稀释的风速可以写成

$$\tilde{u}_v = \sqrt{\overline{u}^2 + 2\overline{\sigma_u^2}} \qquad (2\text{-}112)$$

这种方法可以确保稀释的风速不降为零，其前提是 $\overline{u}$ 或 σ_u 不为零。同样，在计算烟羽上升时，有效湍流和有效风速可使用公式(2-109)和(2-112)重新计算。在烟羽的顶端估算湍流和风速。

2.6.10　使用廓线进行观察值之间的插值

观察值在 AERMOD 模型中使用的相似廓线功能可用于相邻测量值的插值。图 2-17 说明如何在 AERMOD 模型的接口处使用预期的气象剖面去进行插值。

当一个网格剖面高度在两个观察廓线的高度之间，且保持相似模型的形状时，观察值就被插入到网格高度。按照如下步骤和要求来完成：

（1）观测值被线性插值到网格廓线高度；

（2）对相似函数在网格廓线高度进行评估；

（3）对相似函数在观测剖面上面和下面的网格高度进行评估，并线性插值到网格高度；

（4）把从（2）和（3）中获得比例值，代入到（1）中便可得到所求的值。

当一个网格廓线高度高于最高的观察值时，程序要作些修改：

（1）最高观察高度的观察值支持廓线的值上升的推论；

（2）相似函数在网格的高度进行评估；

（3）相似函数在观测廓线中的最高高度处被评估；

（4）把从（2）和（3）中获得的比例值代入到（1）中便可得到所

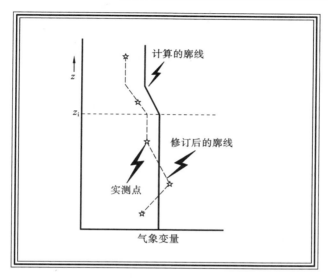

**图 2-17　由观察值之间的插值实现 AERMOD
关于一个连续气象廓线的构建**

求的值。

一个类似关于推断高于观察廓线的高度的程序被运用于推断低于最低观察廓线的高度。

2.6.11　使用实测的混合层高度

如果测量的混合层高度是可利用的,可分以下几种情况讨论:

如果 $L>0$(SBL),则测量的混合层高度定义为 z_{ie},与被处理成计算过的机械混合层高度(平滑,见 2.3.4 节)一样。

如果 $L<0$(CBL),则测量的混合层高度定义为 z_{ic},z_{ie} 从式(2-24)中计算出来,然后继续计算出平滑后的 z_{ic} 和 z_{im} 的值。

如果用户有现成的混合层高度可使用(并选择使用它们),

AERMET 默认混合层高度值取代缺失的测量值,有一个替代发生,就有一个信息会被写入。如果用户选择缺失的测量数据,AERMET 将把每个小时发生的替换数据,打印成文件信息。

第3章 儿童血铅综合暴露吸收生物动力学模型

3.1 简 介

3.1.1 背景

儿童血铅综合暴露吸收生物动力学(IEUBK)模型是一个与PC兼容的软件包。该模型可为用户估计特定场景中儿童的血铅浓度分布,且结果似乎是可信的。从现有的儿童铅暴露信息可预测出以几何均值为中心的血铅浓度分布。通过这个分布,模型可估计儿童的血铅浓度超过某一阈值的概率。用户还可以研究暴露介质的变化引起的超过血铅阈值浓度的概率的变化。

本模型是对一个极其复杂的方程系统进行快速计算和重复计算的工具,其中方程系统包括暴露、吸收和生物动力学参数等模块。该模型最初用于计算特定地点的清理水平。固体废弃物与应急响应办公室(OSWER)希望美国环境保护局(EPA)提供铅指导,并以 IEUBK 模型产生的结果为基础制定未来的铅标准。IEUBK 模型已被推荐作为风险评估工具,以支持 OSWER 于1994 年 7 月 14 日颁布的《调整后的土壤铅临时导则》的实施。该模型使用四个相互关联的组成部分(暴露、吸收、生物动力学和概率分布)估计暴露在污染介质中的儿童血铅水平。

3.1.2　范围

系统需求与设计文档既包括 IEUBK 模型的意图和目的,也包括编程的细节,同时记录了程序设计的其他方面。参考文献附加了有关模型的信息。这个文档不是用户指南,用户指南是另外一个独立的文档。

3.1.3　方法

本文档介绍了一个软件系统生命周期中的特定步骤。正如 OSWER系统生命周期管理的指导意见(1988 年 4 月)所指出:"生命周期管理是解决信息管理问题的结构化的方法,从问题辨识开始,通过建立解决方案,到其使用寿命结束时的最终处置。"

图 3-1 说明了系统生命周期的五个主要阶段:

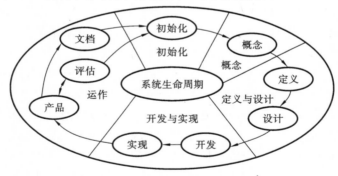

图 3-1　系统生命周期

（1）初始化;

（2）概念;

（3）定义与设计;

（4）开发与实现（包括测试）；

（5）运作（包括产品、评估和文档）。

OSWER 系统生命周期设计允许系统开发的灵活性，而同时又提供每个阶段不同的步骤。每一步都有明确的规定：

（1）目标（重大成果）；

（2）关键决策（有关项目方法、项目执行、项目继续）；

（3）产品（主要是文档，也包括其他文字材料和系统本身）。

OSWER 系统生命周期管理的指导意见包括讨论阶段所涉及的各个步骤和每个阶段的描述。概要提供每个阶段产品的系统文档需求。

IEUBK 模型的生命周期从系统概念开始，然后是系统设计、开发和实现。目前，IEUBKwin 模型处于运作阶段，期间会重复系统定义、设计、开发和实现过程。

3.1.4　系统参考文献

IEUBKwin 1.1 主要参考了 IEUBK 更早期的版本（0.99 版和 1.0 版），其中包含美国环境保护局的文档在内的参考文献，见3.1.7 节的列表。

3.1.5　术语和缩略语

初次使用的术语和缩写用括号进行标记。在本文档中经常使用的术语和缩写列于表 3-1。

表 3-1　术语和缩写

术　语	缩　写
综合环境响应、赔偿和责任法	CERCLA
立方米	m^3

续表

术　　语	缩　写
磁盘操作系统	DOS
十分之一升	dL
美国环境保护局	EPA
胃肠道	GI
克	g
独立检验与确认	IV&V
儿童血铅综合暴露吸收生物动力学模型	IEUBK
儿童血铅综合暴露吸收生物动力学模型 Windows 版本	IEUBKwin
升	L
微	μ
固体废弃物与应急响应办公室	OSWER
资源保护与恢复法	RCRA
铅	Pb
铅技术审查委员会	TRW
技术支持文档	TSD

3.1.6　参考文献

下列文献用于 IEUBKwin 模型开发。

(1) Correspondence between the IEUBK Lead Model Source Code and Technical Support Document：Parameters and Equations Used in the Integrated Exposure Uptake Biokinetic Model for Lead in Children (version 0.99d)，

Prepared by Battelle for EPA Office of Pollution Prevention and Toxics, September 30, 1994.

（2） EPA System Design and Development Guidance, June 1989.

（3） Guidance Manual for the Integrated Exposure Uptake Biokinetic Model for Lead in Children, Publication Number, 9285. 7-15-1, EPA/540/R － 93/081, PB93 － 963510, February 1994.

（4） Phase I Report for the Independent Verification and Validation （IV&V） of the Integrated Exposure Uptake Biokinetic （IEUBK） Model for Lead in Children, Vols. I and II, Prepared by SAIC for EPA Office of Solid Waste and Emergency Response, November 3, 1995.

（5） Technical Support Document: Parameters and Equations Used in the Integrated Exposure Uptake Biokinetic （IEUBK） Model for Lead in Children （version 0. 99d）, Publication Number 9285. 7－22, EPA 540/R－94/040, PB 94－963505, December 1994.

（6） OSWER System Life Cycle Management Guidance. OSWER 9028. 00, April 1988.

除了上面所列文献之外,铅技术审查委员会 TRW 网站上还有关于危险废弃物的铅风险评估指南和中肯的建议。

3.1.7　文档组织

文档分成 4 章和 2 个附录:

1.0　简介

2.0　系统需求

3.2　系 统 需 求

3.2.1　系统定义

在功能方面,IEUBKwin 1.1 模型本质上与早期的版本(0.99 版和 1.0 版)相同。其主要区别是,IEUBKwin 1.1 版本包含几个模型变量(即膳食数据和母体血铅浓度)和用于拟合骨骼生长数据的方程(单一连续方程)。由于这项工作只是简单的转换,所以对程序代码没有进行实质性的修改。

1. 系统的概念和目的

为了预测暴露在铅环境介质中的年龄在 6 个月到 7 岁之间的儿童血铅浓度的概率分布,IEUBKwin 模型把空气、水、土壤、灰尘、膳食和其他环境介质中铅摄入量的估计模型,肺或胃肠道中铅的吸收模型,以及儿童身体铅的分布和排泄生物动力学模型结合在一起。

2. 系统规模和运行时间要求

IEUBKwin 模型是一个必须能够在个人计算机上执行的独立的程序。为了便于分发和安装,该系统应能够通过互联网下载。

3. 设计标准

IEUBK 设计标准遵循《EPA 系统设计和开发指南》(1989 年 6 月)。此外,IEUBKwin 模型的变化要符合《能力成熟度模型实施导则》(CMMI)。CMMI 是由政府软件项目承包商使用的评估工具。在开发期间,软件处在 CMM3 级。CMM3 级认证表明,

SRC 软件工程解决方案坚持以 SRC 员工和客户为导向的理念，保证了整个组织的一致性。

4. 设计约束和假设

EPA 要求 IEUBKwin 模型可携带，因而高效的程序代码显得尤为重要，这样使得模型的发布既方便又实惠。

以 Visual C++ 6.0 作为模型开发工具，这种选择使得 IEUBKwin 模型可安装在 32 位 Windows 环境（Windows 98/ME、Windows 2000、Windows NT 和 Windows XP）的笔记本电脑上。

3.2.2　系统硬件和软件要求

IEUBKwin 模型的运行环境如下：
（1）奔腾处理器；
（2）200 MHz（或更高）；
（3）32 MB RAM；
（4）10 MB 硬盘空间；
（5）32 位 Windows 操作系统。

3.2.3　功能需求

图 3-2 和图 3-3 分别是 IEUBKwin 模型的生物结构和数学结构的图形描述。图 3-2 中的生物结构显示了铅如何从假设的环境中进入孩子的血液，而图 3-3 中的数学结构显示了必要的参数和计算，以确定儿童的血铅浓度。图形中明确区分了暴露、吸收和生物动力学组件以及在 IEUBKwin 模型中相对应的功能。这些组件，再加上后面将简要介绍的概率分布，将从功能的角度对每个组件作详细介绍。后面的小节将阐述它的目的、用数学方程式所描述的功能以及在组件之间的接口。

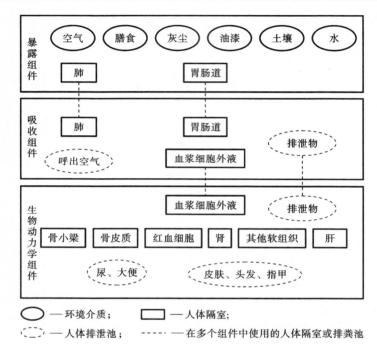

图 3-2　IEUBKwin 模型的生物结构

本小节没有包含各个组件所使用的数据库的说明,这是因为无论是模型组件还是 IEUBKwin 模型,都没有使用独立的数据库。有关数据库的详细信息,请参阅附录 C——IEUBKwin 模型中的参数说明。IEUBKwin 模型没有网络接口组件,所有组件包含在一个独立运行的程序中。

1. 暴露组件

如图 3-2 所示,暴露组件涉及通过胃肠道和肺部进入儿童身体环境的铅浓度和铅的摄入率。空气介质中的铅通过肺吸入人体,而膳食、灰尘、油漆、土壤、水和另外的介质中的铅通过胃肠道

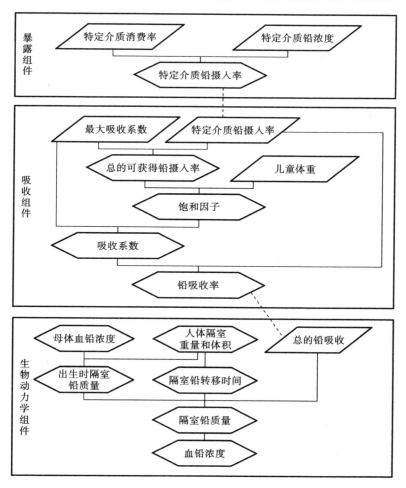

图 3-3　IEUBKwin **模型的数学结构**

进入人体。如图 3-3 所示,暴露组件把特定介质的消费率(m³/d、g/d 或 L/d)和铅浓度(μg/m³、μg/g、μg/L)转换成为特定介质的铅摄入率($\mu g/d$)。用户可以根据现场数据修改特定介质的消费率和铅浓度。消费率和铅浓度所确定的铅摄入率的一般方程为

铅摄入率＝介质铅浓度×介质摄入率

通过用这种方式,铅暴露组件可以确定儿童体内的铅含量,并保存特定介质铅摄入率的信息。

2. 吸收组件

如图 3-2 所示,吸收组件根据暴露组件中肺或胃肠道铅的摄入量,确定每个年龄段的儿童通过暴露膜进入其血液的铅吸收量。通过肺吸入的铅要么通过肺部进入血浆,要么转移到胃肠道,要么通过呼出的空气从体内排出。非常小的颗粒可以直接进入血液,或通过呼出的空气从体内排出。在人体中发现的铅,大部分通过胃肠道进入,有些是直接摄入,有些是通过鼻子、喉咙或肺部结构的运动进入。通过消化道进入人体的铅要么通过吸收进入血浆,要么作为粪便通过肠道排泄掉。如图 3-3 所示,吸收组件把特定介质的铅摄入率($\mu g/d$)转换成为血浆中相应介质的铅吸收率。

通过胃肠道吸收的铅的总量由两部分组成:一个是被动的(一阶线性关系);另一个是主动的(饱和、非线性关系)。这两个组件代表两种不同的铅吸收机制:一种是依据有限的人和动物的数据;另一种是类比钙从肠道的吸收。首先,将来自肠道总的铅吸收定义为各种介质摄入率乘以相应吸收率之和,吸收率是根据低剂量响应估计的。被动吸收系数不依赖于剂量,定义了沿被动吸收路径吸收的铅的份额。饱和吸收的非线性关系可计算剩余铅沿主动吸收路径的吸收率。

3. 生物动力学组件

如图 3-2 所示,生物动力学组件描述血液和其他组织之间的吸收转换,以及人体通过尿、大便、皮肤、头发和指甲的铅的排泄。IEUBK 模型的生物动力学组件由人体隔室模型组成,隔室间转换

时间为基本模型的构成元素。IEUBK 模型的隔室结构是通过解剖学对隔室之间关键的铅的吸收、储存和排泄的路径的认识确定的。隔室的框架包括一个中央隔室、六个外围隔室和三个排泄池。血浆和人体外液（ECF）相结合形成中央血浆隔室。其他隔室用于骨小梁、骨皮质、红血细胞、肾和肝建模。人体组织的其余部分包含在"其他软组织"隔室内。生物动力学模型中的排泄路径包括：从中央血浆隔室到尿池，从其他软组织隔室到皮肤、头发和指甲，从肝脏到大便。

　　如图 3-3 所示，生物动力学组件转换来自吸收组件总的铅吸收率成为血浆细胞外液的输入。转换系数用于隔室间和排泄路径中的铅迁移建模。这些量与总的铅吸收率相结合用以确定每个隔室的铅的质量。将中央隔室中血浆部分的铅和红血细胞中的铅相加用以确定血铅浓度。

　　生物动力学组件中计算的迭代过程如图 3-4 所示。0～84 个月的暴露阶段，被分成若干等时间的步长——从 15 分钟到 1 个月，具体步长由用户选择。在每次迭代期间，每步迭代开始的隔室铅质量和总的铅吸收、内部隔室的铅转换时间、迭代期间的排泄量相结合，估计每步结束时的隔室铅质量。每步计算中隔室铅的转换时间是关键参数。每步结束时的隔室铅质量作为下一步开始时

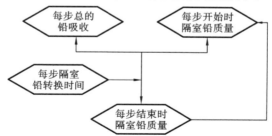

图 3-4　生物动力学组件中确定隔室铅质量的迭代过程

的隔室铅质量,迭代过程继续。出生时的隔室铅质量来自母体血铅浓度,作为迭代的初始值,数据来自死胎儿的不同组织中的相对浓度。模型计算 0~84 个月的所有隔室的有关变量,并报告 6 ~ 84 个月的血铅浓度。

4. 概率分布组件

模型的概率分布组件用于估计血铅浓度的合理分布。假想的儿童或儿童群体的血铅浓度分布集中在几何平均值两侧。分布可以用图形显示,数据也能下载到其他软件程序进行统计分析。PBSTAT 从 DOS IEUBK 中产生带有扩展名为"＊. asc"的文件,其功能是进行描述性统计和绘图。为了在 Windows 批处理模式的数据和带有扩展名"＊. txt"的文件中使用这些函数,必须使用文件管理器和 Windows 浏览器重新命名这些文件并带有扩展名"＊. asc"。在文件管理器和 Windows 浏览器中把 IEUBKwin 模型中产生的批处理文本文件的扩展名改为"＊. asc",可用于PBSTAT 的 DOS 版本。注意:由 IEUBKwin 产生的 ＊. asc 文件必须修改为,除 ID FAM BLK 行外,所有头必须去掉;P(PbB>C)的数据列必须去掉,数据应从第 4 行开始。

3.2.4 暴露组件

IEUBKwin 模型暴露组件将特定介质的消费量和铅浓度转换为铅吸收率。包含在暴露组件的介质有空气、膳食、水、土壤、灰尘和油漆。

在下面讨论的程序方程中,空气、膳食、家居灰尘、其他来源的灰尘、土壤、水和其他摄入的介质的铅吸收率分别表示为 INAIR[AGE]、INDIET[AGE]、INDUST[AGE]、INDUSTA[AGE]、INSOIL[AGE]、INWATER[AGE]和 INOTHER[AGE]。符号"[AGE]"表示儿童铅摄入率随年龄的变化而变化。铅摄入率的单位为 g/d。计算时,特定介质的铅摄入率作为吸收组件的输入。

1. 空气暴露模块

为确定儿童总的空气铅暴露,空气铅暴露模块同时考虑了室内和室外的空气铅暴露。室外空气铅浓度(air_concentration[AGE])由用户指定。室内空气铅浓度(IndoorConc[AGE])根据方程(E-1)确定,其中室内空气铅浓度占室外空气铅浓度的百分比由用户指定。时间加权的平均空气铅浓度(TWA[AGE])根据方程(E-2)确定,室内、室外空气的铅加权系数由用户指定,加权系数为与年龄相关的儿童每天在室外花费的时间(time_out[AGE])。最终,来自空气的铅吸收率 INAIR[AGE]根据方程(E-3)计算,即为时间加权的空气铅浓度和用户指定的年龄相关的呼吸率(vent_rate[AGE])。

$$\text{IndoorConc[AGE]} = 0.01 * \text{indoorpercent}$$
$$* \text{air\_concentration[AGE]} \qquad \text{(E-1)}^{*}$$

$$\text{TWA[AGE]} = \frac{1}{24}(\text{time\_out[AGE]} * \text{air\_concentration[AGE]}$$
$$+ (24 - \text{time\_out[AGE]}) * \text{IndoorConc[AGE]})$$
$$\text{(E-2)}$$

$$\text{INAIR[AGE]} = \text{TWA[AGE]} * \text{vent\_rate[AGE]} \qquad \text{(E-3)}$$

2. 膳食铅暴露模块

膳食铅暴露或来自膳食的铅摄入率(INDIET[AGE]),由两种方法之一确定:① 直接指定;② 替代膳食模型。

直接指定如方程(E-4a)所示,INDIET[AGE]就等于用户指定的年龄相关的膳食铅摄入率。

$$\text{INDIET[AGE]} = \text{diet\_intake[AGE]} \qquad \text{(E-4a)}$$

替代膳食模型的 INDIET[AGE]为肉、蔬菜、水果和其他食物

---

* 公式编号中的"E"表示与暴露(Exposure)组件相关.下同.

的铅摄入率的和。前三类食物细分如下。

（1）肉：非狩猎动物（InMeat［AGE］）、狩猎动物（InGame
［AGE］）、鱼（InFish［AGE］）。

（2）蔬菜：罐装（InCanVeg［AGE］）、新鲜（InFrVeg［AGE］）、
自产（InHomeVeg［AGE］）。

（3）水果：罐装（InCanFruit［AGE］）、新鲜（InFrFruit
［AGE］）、自产（InHomeFruit［AGE］）。

$$
\begin{aligned}
\text{INDIET[AGE]} = \text{DietTotall} = &\text{InOtherDiet[AGE]} + \text{InMeat[AGE]} \\
&+ \text{InGame[AGE]} + \text{InFish[AGE]} \\
&+ \text{InCanVeg[AGE]} \\
&+ \text{InFrVeg[AGE]} + \text{InHomeVeg[AGE]} \\
&+ \text{InCanFruit[AGE]} + \text{InFrFruit[AGE]} \\
&+ \text{InHomeFruit[AGE]} \quad\quad\text{(E-4b)}
\end{aligned}
$$

$$
\begin{aligned}
\text{InOtherDiet[AGE]} = &\text{InDairy[AGE]} + \text{InJuce[AGE]} \\
&+ \text{InNuts[AGE]} \\
&+ \text{InBread[AGE]} + \text{InPasta[AGE]} \\
&+ \text{InBeverage[AGE]} \\
&+ \text{InCandy[AGE]} + \text{InSauce[AGE]} \\
&+ \text{InFormula[AGE]} \\
&+ \text{InInfant[AGE]} \quad\quad\text{(E-4c)}
\end{aligned}
$$

替代膳食的摄入可按方程（E-4b）和（E-4c）来计算。方程
（E-4b）和（E-4c）中的每一项为所属食物的铅浓度和消费量的乘
积，如方程（E-4d）至（E-4r）所示。

$$
\text{beverage[AGE]} = \text{beverageConc} * \text{beverage\_Consump[AGE]}
$$
$$
\text{(E-4d)}
$$

$$
\text{bread[AGE]} = \text{breadConc} * \text{bread\_Consump[AGE]} \quad\text{(E-4e)}
$$

$$
\text{can\_fruit[AGE]} = \text{canFruitConc} * \text{canFruit\_Consump[AGE]} \quad\text{(E-4f)}
$$

$$can\_veg[AGE] = canVegConc * canVeg\_Consump[AGE]$$
$$(E\text{-}4g)$$

$$candy[AGE] = candyConc * candy\_Consump[AGE] \quad (E\text{-}4h)$$

$$dairy[AGE] = dairyConc * dairy\_Consump[AGE] \quad (E\text{-}4i)$$

$$f\_fruit[AGE] = fFruitConc * fFruit\_Consump[AGE] \quad (E\text{-}4j)$$

$$f\_veg[AGE] = fVegConc * fVeg\_Consump[AGE] \quad (E\text{-}4k)$$

$$formula[AGE] = formulaConc * formula\_Consump[AGE]$$
$$(E\text{-}4l)$$

$$infant[AGE] = infantConc * infant\_Consump[AGE] \quad (E\text{-}4m)$$

$$juices[AGE] = juiceConc * juice\_Consump[AGE] \quad (E\text{-}4n)$$

$$meat[AGE] = meatConc * meat\_Consump[AGE] \quad (E\text{-}4o)$$

$$nuts[AGE] = nutsConc * nuts\_Consump[AGE] \quad (E\text{-}4p)$$

$$pasta[AGE] = pastaConc * pasta\_Consump[AGE] \quad (E\text{-}4q)$$

$$sauce[AGE] = sauceConc * sauce\_Consump[AGE] \quad (E\text{-}4r)$$

膳食铅摄入变量的和由方程(E-4d)至(E-4r)定义,等于膳食铅摄入率由 diet_intake[AGE]表示的默认值。出现在方程(E-4d)至(E-4r)中的浓度和消费量在代码中给定,用户不能访问。浓度值是基于食品和药物管理局的 TRW 分析,所有膳食研究数据都来自 1995—2003 年的超市采样数据。消费量从食物浓度值中获取并出现在 IEUBK DOS 模型代码中,食物摄入参数值用于IEUBKwin 1.0 的代码中。

除了 InOtherDiet[AGE]使用默认值之外,方程(E-4b)右边的项在方程(E-5a)至(E-5h)中定义。在方程 (E-5a)至(E-5h)中,模型允许用户改变当地的膳食因子(即家庭种植的蔬菜、水果、狩猎动物和鱼),那些可能影响总的铅暴露。用户指定总的食物消费份额并由每个食物来源表示。然而,来自每类食物(肉、蔬菜和水果)的消费总量是一个常数。正因如此,建议用户结合其他膳食暴露时不要改变膳食铅摄入变量。在方程（E-5a）至（E-5e）中，传统的超市膳食铅摄入率表示为每类食物的铅摄入量和消费份额乘积的和。消费份额为用户指定的非超市的份额之差（即表 3-2 中 1－用户指定的非超市份额）。

$$\text{meatFraction}=1-\text{userFishFraction}-\text{userGameFraction} \tag{E-5a}$$

$$\text{vegFraction}=1-\text{userVegFraction} \tag{E-5b}$$

$$\text{fruitFraction}=1-\text{userFruitFraction} \tag{E-5c}$$

$$\text{InMeat}[\text{AGE}]=\text{meatFraction}*\text{meat}[\text{AGE}] \tag{E-5d}$$

$$\text{InCanVeg}[\text{AGE}]=\text{vegFraction}/2*\text{can\_veg}[\text{AGE}] \tag{E-5e}$$

$$\text{InFrVeg}[\text{AGE}]=\text{vegFraction}/2*\text{f\_veg}[\text{AGE}] \tag{E-5f}$$

$$\text{InCanFruit}[\text{AGE}]=\text{fruitFraction}/2*\text{can\_fruit}[\text{AGE}] \tag{E-5g}$$

$$\text{InFrFruit}[\text{AGE}]=\text{fruitFraction}/2*\text{f\_fruit}[\text{AGE}] \tag{E-5h}$$

表 3-2　加到 IEUBK 新的消费变量的值

年　　龄	1	2	3	4	5	6	7
beverage_Consump[AGE]	87.993	116.487	209.677	194.982	177.061	183.333	188.710
bread_Consump[AGE]	4.992	15.862	13.311	16.639	19.967	22.629	27.898
candy_Consump[AGE]	9.955	11.273	32.909	24.409	16.000	14.818	12.455
canFruit_Consump[AGE]	13.941	8.183	8.145	7.691	7.236	7.460	7.906
canVeg_Consump[AGE]	0.668	2.274	2.563	2.662	2.771	2.626	2.356

年　龄	1	2	3	4	5	6	7
dairy_ Consump[AGE]	41.784	35.321	38.527	38.327	38.176	40.631	45.591
fFruit_ Consump[AGE]	2.495	12.540	11.196	11.196	11.452	12.988	16.059
formula_ Consump[AGE]	45.153	22.975	0.797	0.000	0.000	0.000	0.000
fVeg_ Consump[AGE]	8.773	15.945	28.156	27.623	27.030	29.164	33.373
infant_ Consump[AGE]	131.767	66.905	1.634	0.000	0.000	0.000	0.000
juice_ Consump[AGE]	2.018	11.656	15.692	15.692	15.692	19.646	27.471
meat_ Consump[AGE]	12.500	29.605	38.111	40.930	43.750	47.368	54.558
nuts_ Consump[AGE]	0.087	0.962	0.875	0.962	0.962	0.962	0.875
pasta_ Consump[AGE]	10.409	18.902	26.263	25.915	25.566	27.134	30.183
sauce_ Consump[AGE]	1.647	4.784	5.569	6.902	8.157	8.235	8.235

方程(E-5i)至(E-5l)中,铅摄入率为用户指定的非超市的消费份额和相应食物的消费率的乘积。

$$
\begin{aligned}
InHomeFruit[AGE] = \ & userFruitFraction * \\
& (canFruit\_Consump[AGE] \\
& + fFruit\_Consump[AGE]) \\
& * userFruitConc \quad (E\text{-}5i)
\end{aligned}
$$

$$\text{InHomeVeg[AGE]} = \text{userVegFraction} *$$
$$(\text{canVeg\_Consump[AGE]}$$
$$+ \text{fVeg\_Consump[AGE]})$$
$$* \text{userVegConc} \tag{E-5j}$$
$$\text{InFish[AGE]} = \text{userFishFraction} * \text{meat\_Consump[AGE]}$$
$$* \text{userFishConc} \tag{E-5k}$$
$$\text{InGame[AGE]} = \text{userGameFraction} * \text{meat\_Consump[AGE]}$$
$$* \text{userGameConc} \tag{E-5l}$$

方程(E-5m)至(E-5v)定义了 InOtherDiet[AGE]的项。在模型中所有这些项都有默认值。参考附录 B 中 IEUBKwin 模型和默认值的数据对照表。

$$\text{InDairy[AGE]} = \text{dairy[AGE]} \tag{E-5m}$$
$$\text{InJuice[AGE]} = \text{jrice[AGE]} \tag{E-5n}$$
$$\text{InNuts[AGE]} = \text{nuts[AGE]} \tag{E-5o}$$
$$\text{InBread[AGE]} = \text{bread[AGE]} \tag{E-5p}$$
$$\text{InPasta[AGE]} = \text{pasta[AGE]} \tag{E-5q}$$
$$\text{InBeverage[AGE]} = \text{beverage[AGE]} \tag{E-5r}$$
$$\text{InCandy[AGE]} = \text{candy[AGE]} \tag{E-5s}$$
$$\text{InSauce[AGE]} = \text{sauce[AGE]} \tag{E-5t}$$
$$\text{InFormula[AGE]} = \text{formula[AGE]} \tag{E-5u}$$
$$\text{InInfant[AGE]} = \text{infant[AGE]} \tag{E-5v}$$

3. 水铅暴露模块

确定水铅暴露有两种方法:① 直接指定;② 替代水铅浓度模型。

方程(E-6a)给出了直接指定方法,INWATER[AGE]为用户指定的年龄相关的水消费率(water_consumption[AGE])和用户指定的水铅浓度(constant_water_conc)的乘积。

$$INWATER[AGE] = water\_consumption[AGE]$$
$$* constant\_water\_conc \qquad (E\text{-}6a)$$

方程(E-6b)为替代水模型,INWATER[AGE]为用户指定的年龄相关的水消费率(water_consumption[AGE])和水铅浓度的乘积,水铅浓度为用户指定的加权平均,分别来自家庭水龙头初始水(FirstDrawConc)、后续水(HomeFlushedConc)、家庭外的饮水机(FountainConc)。这些浓度由用户指定加权系数,消费水的份额分别是龙头初始水份额(FirstDrawFraction)、后续水份额(HomeFlushedFraction)、饮水机水份额(FountainFraction)。如方程(E-7)指出,1 减去另外两个份额得到 HomeFlushedFraction。

$$INWATER[AGE] = water\_consumption[AGE]$$
$$* (HomeFlushedConc * HomeFludhedFraction$$
$$+ FirstDrawConc * FirstDrawFraction$$
$$+ FountainConc * FountainFraction) \qquad (E\text{-}6b)$$
$$HomeFlushedFraction = 1 - FirstDrawFraction - FountainFraction$$
$$(E\text{-}7)$$

4. 土壤铅暴露模块

方程(E-8a)为下列每个室外土壤铅浓度不变条件确定土壤铅暴露:

(1) 多源分析和不变的室外土壤铅浓度;

(2) 变化的室外铅浓度和不变的室外土壤铅浓度;

(3) 不变的室内铅浓度和不变的室外土壤铅浓度。

$$INSOIL[AGE] = constant\_soil\_conc[AGE]$$
$$* soil\_ingested[AGE]$$
$$* (0.01 * weight\_soil) \qquad (E\text{-}8a)$$

式中:constant_soil_conc[AGE]——用户指定的土壤铅浓度;

soil_ingested[AGE]——用户指定的与年龄相关的土壤灰尘铅摄入率;

0.01 * weight_soil——用户指定的土壤和灰尘摄入率中土壤的份额。

然而,如果上面所指出的三个条件都不可用,方程(E-8b)可用于确定土壤铅暴露。只有当下列室外土壤铅浓度条件存在的情况下,方程(E-8b)才可用。

(1) 多源分析和不变的室外土壤铅浓度;

(2) 变化的室外铅浓度和不变的室外土壤铅浓度;

(3) 室内铅浓度和不变的室外土壤铅浓度。

$$INSOIL[AGE] = soil\_content[AGE] * soil\_ingested[AGE]$$
$$* (0.01 * weight\_soil) \quad\quad (E\text{-}8b)$$

式中:soil_content[AGE]——用户指定的与年龄相关的室外土壤铅浓度;

soil_ingested[AGE]——用户指定的与年龄相关的土壤灰尘铅摄入率;

0.01 * weight_soil——用户指定的土壤和灰尘摄入率中土壤的份额。

在土壤、灰尘输入窗口中,根据年龄相关性指定室外土壤铅浓度。

5. 灰尘铅暴露模块

确定灰尘铅暴露有两种方式:① 直接指定;② 替代灰尘模型。

对于直接指定,正如方程(E-9a)指出,基准灰尘铅吸收INDUST[AGE]为用户指定的灰尘铅浓度(constant_dust_conc[AGE])和用户指定的与年龄相关的土壤铅摄入率(soil_ingested[AGE])的乘积,土壤和灰尘摄入率中灰尘的份额为 0.01 * (100

—weight_soil)。当直接指定时,替代源灰尘摄入率(INDUSTA
[AGE])被置为 0。方程(E-9a)用于下列情形:

(1) 不变的室外灰尘铅浓度和不变的室外土壤铅浓度;

(2) 不变的室内灰尘铅浓度和变化的室外土壤铅浓度。

$$INDUST[AGE] = constant\_dust\_conc[AGE]$$
$$* soil\_ingested[AGE]$$
$$* [0.01 * (100 - weight\_soil)] \quad (E-9a)$$

式中:constant_dust_conc[AGE]——用户指定的灰尘铅浓度;

soil_ingested[AGE]——用户指定的与年龄相关的土壤灰
尘铅摄入率;

0.01 * (100 − weight_soil)——土壤和灰尘摄入率中灰尘的
份额。

替代灰尘源组件有以下两个规定:

(1) 室内灰尘铅浓度为来自土壤和空气的贡献之和,要么是
常数,要么与年龄相关(这里没有显示有关计算,请参考附录 A);

(2) 室内灰尘铅摄入率(INDUSTA[AGE])为方程(E-9c)所
指定的几个附加源的贡献之和。仅假设灰尘铅暴露的一部分来
自残余的灰尘。当数据可用时,灰尘铅的剩余部分假设分别
来自:

① 从工作场所带回家的铅尘的第二次暴露;

② 学前班或学校的铅尘;

③ 儿托设施的铅尘;

④ 来自第二个家庭的铅尘;

⑤ 来自风化内墙涂料的铅尘。

如果多源分析和替代室内铅尘源被使用,方程(E-9b)和
(E-9c)用于确定家庭室内铅尘浓度(INDUST[AGE])和替代室内
铅尘摄入率(INDUSTA[AGE])。

$$INDUST[AGE] = DustTotal[AGE] * soil\_indoor[AGE]$$
$$* HouseFraction \qquad (E-9b)$$
$$INDUSTA[AGE] = OCCUP[AGE] + SCHOOL[AGE]$$
$$+ DAYCARE[AGE] + SECHOME[AGE]$$
$$+ OTHER[AGE] \qquad (E-9c)$$

在方程(E-9b)中,INDUST[AGE]是指与年龄相关的灰尘摄入率(DustTotal[AGE])(见方程(E-10))和室内灰尘浓度(soil_indoor[AGE])(见方程(E-11a))以及来自住宅的灰尘暴露份额是HouseFraction(见方程(E-12a))的乘积。

如果下列条件存在,方程(E-9d)用于确定家庭室内灰尘铅摄入率和替代室内灰尘铅摄入率:

(1) 多源分析和不变的室外土壤铅浓度;

(2) 多源分析和变化的室外土壤铅浓度。

$$INDUST[AGE] = soil\_indoor[AGE] * soil\_ingested[AGE]$$
$$* [0.01 * (100 - weight\_soil)] \qquad (E-9d)$$

式中:soil_indoor[AGE]可从方程(E-11a)或(E-11b)获得;

soil_ingested[AGE]——用户指定的土壤灰尘铅摄入率;

0.01 * (100 - weight_soil)——土壤和灰尘摄入率中灰尘的份额。

方程(E-9e)应用于下列条件:

(1) 变化的室内灰尘铅浓度和不变的室外土壤铅浓度;

(2) 变化的室内灰尘铅浓度和变化的室外土壤铅浓度。

$$INDUST[AGE] = dust\_indoor[AGE] * soil\_ingested[AGE]$$
$$* [0.01 * (100 - weight\_soil)] \qquad (E-9e)$$

式中:dust_indoor[AGE]——用户指定的与年龄相关室内灰尘铅浓度;

soil_ingested[AGE]——用户指定的与年龄相关土壤灰尘

铅摄入率；

0.01 * (100 − weight_soil)——土壤和灰尘摄入率中灰尘的份额。

在方程(E-10)中，Dust Total[AGE]是土壤灰尘铅摄入率(soil_ingested[AGE])和土壤和灰尘摄入率中灰尘的份额 0.01 * (100 − weight_soil)的乘积。

$$\text{DustTotal}[AGE] = \text{soil\_ingested}[AGE]$$
$$* [0.01 * (100 − \text{weight\_soil})]$$

(E-10)

方程(E-11a)随条件的变化而变化。在方程(E-11a)中，soil_indoor[AGE]为来自土壤和空气的贡献之和：

$$\text{soil\_indoor}[AGE] = (\text{contrib\_percent} * \text{soil\_content}[AGE])$$
$$+ (\text{multiply\_factor}$$
$$* \text{air\_concentration}[AGE])$$

(E-11a)

来自土壤的贡献是用户指定的灰尘和土壤铅浓度的比(contrib_percent)与年龄相关的室外土壤铅浓度(soil_content[AGE])之积。类似地，来自空气的贡献是用户指定的灰尘空气铅浓度之比(multiply_factor)与年龄相关的室外空气浓度(air_concentration[AGE])之积。这个公式只适用于多源分析和变化的室外土壤铅浓度来确定 INDUST[AGE]。

方程(E-11b)可应用于多源分析和室外土壤铅浓度为常数的情形。参数 soil_conc[AGE]替代参数 soil_content[AGE]，并且使用室外土壤铅浓度默认值替代用户指定的值。

$$\text{soil\_indoor}[AGE] = (\text{contrib\_percent} * \text{constant\_soil\_conc}[AGE])$$
$$+ (\text{multiply\_factor}$$
$$* \text{air\_concentration}[AGE])$$

(E-11b)

方程(E-11c)应用于用户指定室内灰尘铅浓度和室外铅浓度

为常数和变量的情形,以确定 INDUST[AGE](见方程(E-9e))。

$$soil\_indoor[AGE] = dust\_indoor[AGE] \quad (E\text{-}11c)$$

式中:dust_indoor[AGE]——用户指定的室内铅浓度。

$$soil\_indoor[AGE] = constant\_dust\_conc[AGE] \quad (E\text{-}11d)$$

式中:constant_dust_conc[AGE]——缺省或用户指定的室内灰尘铅浓度常数。

正如方程(E-12a)所指出,HouseFraction 是从 1 中减去 OccupFraction、SchoolFraction、DaycareFraction、SecHomeFraction 和 OtherFraction 而得到。所有污染源份额之和不能超过 1,正如方程所指出的,INDUSTA[AGE]是来自所有其他源的铅摄入率之和。每个铅摄入率定义在方程(E-12b)至(E-12f)中。在这些方程中,铅摄入率是灰尘摄入率(DustTotal[AGE])、来自污染源(OccupFraction,SchoolFraction,DaycareFraction,SecHome-Fraction 或 OtherFraction)的常数份额、常数铅浓度(OccupConc、SchoolConc、DaycareConc、SecHomeConc 或 OtherConc)的乘积。

$$\begin{aligned} HouseFraction = 1 - (&OccupFraction - SchoolFraction \\ &- DaycareFraction - SecHomeFraction \\ &- OtherFraction) \quad (E\text{-}12a) \end{aligned}$$

$$\begin{aligned} OCCUP[AGE] = &DustTotal[AGE] * OccupFraction \\ &* OccupConc \quad (E\text{-}12b) \end{aligned}$$

$$\begin{aligned} SCHOOL[AGE] = &DustTotal[AGE] * SchoolFraction \\ &* SchoolConc \quad (E\text{-}12c) \end{aligned}$$

$$\begin{aligned} DAYCARE[AGE] = &DustTotal[AGE] * DaycareFraction \\ &* DaycareConc \quad (E\text{-}12d) \end{aligned}$$

$$\begin{aligned} SECHOME[AGE] = &DustTotal[AGE] * SecHomeFraction \\ &* SecHomeConc \quad (E\text{-}12e) \end{aligned}$$

$$OTHER[AGE] = DustTotal[AGE] * OtherFraction$$

$$* \text{OtherConc} \qquad\qquad (\text{E-12f})$$

6. 暴露组件参数

对于膳食、饮水和灰尘暴露，用户可以从两个或更多暴露计算方法中选择。每一个暴露途径既有浓度又有嵌入到 IEUBK 模型中的摄入参数默认值，这些默认值用于计算默认暴露水平。下面分别介绍空气、膳食、饮水、土壤和灰尘摄入和浓度的默认值信息。

1）空气参数值

indoorpercent，air_concentration[AGE]，time_out[AGE]和vent_rate[AGE]的默认值如表 3-3 所示。

表 3-3　空气参数值

参数	默认值	年龄段/岁
IndoorConc[AGE]	0.03 $\mu g/m^3$	1~7
TWA[AGE]	0.033 $\mu g/m^3$	1
	0.036 $\mu g/m^3$	2
	0.039 $\mu g/m^3$	3
	0.042 $\mu g/m^3$	4
	0.042 $\mu g/m^3$	5
	0.042 $\mu g/m^3$	6
	0.042 $\mu g/m^3$	7
INAIR[AGE]	0.07 $\mu g/d$	1
	0.11 $\mu g/d$	2
	0.19 $\mu g/d$	3
	0.21 $\mu g/d$	4
	0.21 $\mu g/d$	5
	0.29 $\mu g/d$	6
	0.29 $\mu g/d$	7

2）膳食参数值

来自膳食的铅摄入率默认值如表 3-4 所示。

表 3-4　膳食的参数值

参数	默认值/(μg/d)	年龄段/岁
INDIET[AGE] （直接指定）	2.26	1
	1.96	2
	2.13	3
	2.04	4
	1.95	5
	2.05	6
	2.22	7
INDIET[AGE] （其他饮食规范）	2.26	1
	1.96	2
	2.13	3
	2.04	4
	1.95	5
	2.05	6
	2.22	7

3）饮水参数值

water_consumption[AGE]和 constant_water_conc 的默认值如表 3-5 所示。

表 3-5　饮水参数值

参数	默认值/(μg/d)	年龄段/岁
INWATER[AGE] （直接指定）	0.80	1
	2.00	2
	2.08	3
	2.12	4
	2.20	5
	2.32	6
	2.36	7

续表

参数	默认值/(μg/d)	年龄段/岁
INWATER[AGE] （其他饮水模型）	0.77	1
	1.92	2
	2.00	3
	2.04	4
	2.12	5
	2.23	6
	2.27	7

4）土壤参数值

constant_soil_conc[AGE]，soil_ingested[AGE]和 weight_soil 的默认值如表 3-6 所示。

表 3-6　土壤铅参数值

参数	默认值	年龄段/岁
soil_derived exterior dust ingestion rate （土壤衍生的外部灰尘摄入率）	38.25 mg/d	1
	60.75 mg/d	2
	60.75 mg/d	3
	60.75 mg/d	4
	45.00 mg/d	5
	40.50 mg/d	6
	38.25 mg/d	7
INSOIL[AGE]	7.65 μg/d	1
	12.15 μg/d	2
	12.15 μg/d	3
	12.15 μg/d	4
	9.00 μg/d	5
	8.10 μg/d	6
	7.65 μg/d	7

5）灰尘参数值

soil_ingested[AGE]，percent_soil 和 dust_indoor[AGE]的默认值如表 3-7 所示。

表 3-7　灰尘参数值

参数	默认值	年龄段/岁
DustTotal[AGE]	46.75 mg/d	1
	74.25 mg/d	2
	74.25 mg/d	3
	74.25 mg/d	4
	55.00 mg/d	5
	49.50 mg/d	6
	46.75 mg/d	7
INDUST[AGE]	9.35 μg/d	1
	14.85 μg/d	2
	14.85 μg/d	3
	14.85 μg/d	4
	11.00 μg/d	5
	9.90 μg/d	6
	9.35 μg/d	7
INDUSTA[AGE]	0 μg/d	1～7

6）替代灰尘参数值

替代灰尘模块的参数默认值如表 3-8 所示。

表 3-8　替代灰尘参数值

参数	默认值	年龄段/岁
DustTotal[AGE]	46.75 mg/d	1
	74.25 mg/d	2
	74.25 mg/d	3
	74.25 mg/d	4
	55.00 mg/d	5
	49.50 mg/d	6
	46.75 mg/d	7

参数	默认值	年龄段/岁
soil_indoor[AGE]	150 μg/g	1~7
INDUST[AGE]	8.42 μg/d	1
	13.37 μg/d	2
	13.37 μg/d	3
	13.37 μg/d	4
	9.90 μg/d	5
	8.91 μg/d	6
	8.42 μg/d	7
INDUSTA[AGE]	0 μg/d	1~7

3.2.5　吸收组件

吸收组件对摄入的铅(通过摄入或呼吸进入儿童体内)转移到儿童血浆或从体内排除的方式建模。下面讨论铅进入血浆的吸收方程。正如暴露模型所描述的,符号[AGE]表示参数随年龄的变化而变化。铅的总的吸收率是生物动力学组件的初始输入。

实际被吸收进入儿童体内的铅摄入份额称为吸收份额。假设在典型血铅关注的浓度上,特定介质吸收份额为常数,以此为基础构建 IEUBKwin 模型。特定介质吸收份额包括:

(1) ABSF,膳食铅吸收系数;

(2) ABSD,灰尘铅吸收系数;

(3) ABSS,土壤铅吸收系数;

(4) ABSW,饮水铅吸收系数;

(5) ABSO,油漆铅吸收系数。

如果没有饱和效应,总的铅吸收等于特定介质吸收值之和,每种介质的吸收值等于摄入率乘以吸收份额,用 AVINTAKE 表

示,使用方程(U-2)计算:

$$
\begin{aligned}
\text{AVINTAKE} = {}& \text{ABSD} * \text{INDUST[AGE]} \\
& + \text{ABSD} * \text{INDUSTA[AGE]} \\
& + \text{ABSF} * \text{INDIET[AGE]} \\
& + (\text{ABSO} * \text{INOTHER[AGE]}) \\
& + (\text{ABSS} * \text{INSOIL[AGE]}) \\
& + (\text{ABSW} * \text{INWATER[AGE]}) \quad \text{(U-2)}^{*}
\end{aligned}
$$

　　为了对更高的摄入率建立更精确的模型,必须修正吸收份额,区分非饱和和饱和组分。吸收的饱和剂量是重要的,实际的铅吸收量比 AVINTAKE[AGE]更少。假设在所有剂量水平,沿被动路径的铅吸收正比于摄入率。在低摄入率时,用户参数 PAF 是非饱和进程中净吸收的份额。特别地,沿被动路径的铅吸收量等于

$$\text{PAF} * \text{AVINTAKE[AGE]}$$

IEUBKwin 模型假设所有介质沿非饱和进程的铅摄入的吸收份额相同。在低剂量时,沿饱和路径的铅吸收量为

$$(1-\text{PAF}) * \text{AVINTAKE[AGE]}$$

然而,在高剂量时仅一部分被吸收。在这个关系中的关键参数是 SATUPTAKE[AGE],它表示可用的摄入水平(AVINTAKE)沿饱和路径的吸收达到最大值的一半。半饱和参数依赖儿童的年龄。从参数输入菜单,通过胃肠道/生物利用度,用户可以修改 24 个月的 SATUPTAKE[AGE]的值,用 SATINTAKE2 表示。通过 SATINTAKE2,IEUBK 模型使用方程(U-3)计算所有年龄的 SATUPTAKE[AGE]。在 IEUBK 模型源代码中参数 WTBODY[24]的默认值为 12.3。

$$
\begin{aligned}
\text{SATUPTAKE[MONTH]} = {}& \text{SATUPTAKE2} \\
& * \frac{\text{WTBODY[MONTH]}}{\text{WTBODY[24]}} \quad \text{(U-3)}
\end{aligned}
$$

---

* 公式编号中的"U"表示与吸收(Uptake)组件相关.下同.

潜在的沿饱和路径实际吸收的份额为

$$\cfrac{1}{1+\cfrac{\text{AVINTAKE[AGE]}}{\text{SATUPTAKE[AGE]}}}$$

沿饱和路径吸收的铅为

$$\cfrac{(1-\text{PAFS}) * \text{AVINTAKE[AGE]}}{1+\cfrac{\text{AVINTAKE[AGE]}}{\text{SATUPTAKE[AGE]}}}$$

来自介质总的铅的吸收由主动组件和被动组件之和给出。使用总摄入率相同的比率计算特定介质吸收率。例如,土壤非饱和吸收组件为

$$\text{INSOIL[AGE]} * \text{ABSS} * \text{AVS} * \text{PAFS}$$

式中：PAFS——土壤的吸收参数。

因此,土壤饱和吸收组件为

$$\cfrac{(1-\text{PAFS}) * \text{AVINTAKE[AGE]} * \text{ABSS} * \text{AVS}}{1+\cfrac{\text{AVINTAKE[AGE]}}{\text{SATUPTAKE[AGE]}}}$$

用同样的方法可以计算其他介质的吸收率。

每种介质(膳食、饮水、油漆、土壤和替代灰尘)的吸收系数列在附录 A 的方程(U-1a)至(U-1f)中。在源代码中,每种介质的饱和吸收组件指定了唯一的变量名：膳食为 PAFF,饮水为 PAFW,替代灰尘为 PAFD,土壤为 PAFS,油漆为 PAFP。除空气外,每种介质的饱和吸收组件设置为常数。空气吸收系数随年龄的变化而变化,列在附录 A 的方程(U-4)中。利用每种介质的吸收系数,每个月总的铅吸收量可使用方程(U-5)计算。

3.2.6　生物动力学组件

基于总的铅吸收率(UPTAKE[MONTH]),IEUBKwin 模型的生物动力学组件用于计算年龄相关的每个隔室的铅质量(细

胞外液、肝、肾、骨小梁、骨皮质和其他软组织)。血中铅浓度按两部分计算:一是血浆铅质量;另一个是血红细胞铅质量。

生物动力学模块中的计算,从确定儿童身体特定隔室的质量和体积开始,其中质量和体积为年龄的函数。接下来,估计隔室之间和沿排泄路径的铅的转运时间。初始隔室质量和血铅浓度为新生儿的值。随后计算每次迭代的隔室铅质量和血铅浓度。这些计算是从 0～84 个月。

附录 A 中,方程(B-1a)*至(B-1h),(B-2a)至(B-2o),以及(B-2.5)列出了隔室铅的转运时间方程。正如 IEUBKwin 模型源代码所写的,方程(B-2.5)指明了年龄相关的数组 MRBC[STEPS]。源代码直接取自 IEUBKwin 模型(0.99 版),因而计算结果一样。

在模型源代码中,方程(B-1a)至(B-1e)中参数 WTBODY[24]默认值为 12.3。类似地,在方程(B-1a)至(B-1g),(B-2a)和(B-3)中,IEUBKwin 模型源代码中,存储数组(ResCoef 和 ALLOMET)用于存储参数和常数值。在方程(B-1a)至(B-1e)中,指数 0.333 存储在数组 ALLOMET 中。在方程(B-1a)至(B-1g)中,诸如 TBLUR[24]、TBLLIV[24]、TBLOTH[24]、TBLKID[24]、TBLBONE[24]、RAT-FECUR 和 RATOUTFEC 等参数和方程(B-2a)和(B-3)中的常数,存储在 IEUBK 模型中的源代码 ResCoef 数组中。血和细胞外液的铅质量之比、液体体积和器官质量、出生时的器官铅质量和血铅浓度,隔室铅质量、血铅浓度分别在方程(B-3),(B-4a)至(B-4d),(B-5a)至(B-5m),(B-6.5a)至(B-6.5i),(B-7a)至(B-7i),(B-8a)至(B-9i),(B-10a)至(B-10c)中(见附录 A)。

在 IEUBKwin 模型源代码中,方程(B-8a)至(B-10a)中的参数被设置成向量用于存储 84 个月的值。对于每个参数源代码计算两个值:一个是用于当前步长;另一个用于计算前一个步长。这

---

　　* 公式编号中的"B"表示与生物动力学(Biokinetic)组件相关.下同.

些参数在每步结束时更新。在执行 IEUBKwin 模型源代码时,这些参数的差异并不影响模型的结果。

3.2.7 概率分布组件

对于假想的儿童和儿童群体,IEUBKwin 模型的第四个组件估计一个合理的血铅浓度分布,该分布的中心为血铅浓度的几何平均值,模型通过儿童的铅暴露的可用信息预测血铅浓度。根据这个分布,IEUBKwin 模型计算的儿童血铅浓度超过用户选择的关注水平的概率。

风险评估和概率分布图需要选择两个参数:血铅关注水平(截尾水平)和几何标准差(GSD)。一般选择 10 μg/dL 作为血铅关注水平,选择 1.6 作为 GSD,其他值由用户选择。

用户应该注意到从 IEUBKwin 获得的结果可能稍微不同于早期版本的结果。对于 IEUBKwin 的这个版本,其算法已经修改成可以同时用于批模式和单模式。模型的当前版本使用多项式函数,这种方法更精确、更稳定(即不会被积分区间影响),而且计算效率更高(不需要迭代计算就可达到低误差率)。

$$P(x) = 1 - Z(x)(b_1 t + b_2 t^2 + b_3 t^3 + b_4 t^4 + b_5 t^5) + \varepsilon(x)$$

$$x = \frac{\ln(\text{PbBcutoff}) - \ln(\text{GM})}{\ln(\text{GSD})}$$

$$t = \frac{1}{1 + (p \cdot |x|)}$$

$$Z = \frac{1}{\sqrt{2\pi}} e^{-(x^2/2)}$$

如果 $x < 0$,那么 $P(\text{cuttoff}) = 1 - P(x)$;

如果 $x \geqslant 0$,那么 $P(\text{cuttoff}) = P(x)$。

在上述表达式中:

$$\varepsilon(x) < 7.5 \times 10^8 (\text{error}), \quad p = 0.2316419$$

$$b_1 = 0.319381530, \quad b_2 = -0.356563782$$
$$b_3 = 1.781477937, \quad b_4 = -1.82125578, \quad b_5 = 1.330274429$$

3.3　软件详细设计

本节给出 IEUBKwin 模型的详细设计。每个组件及相关的模块、输入、计算过程、输出均以表格形式给出。

3.3.1　总体设计描述

为了设计 IEUBKwin 模型,创建一系列菜单提供用户选择特定值的输入界面以适应建模的各种情景。一般而言,输入、处理和输出对所有模型组件(暴露、吸收、生物动力学和概率分布)是相似的。输入值要么由用户输入,要么从前面的组件传递过来。特定组件的求解算法已在处理部分确定(由科学研究确定),输出值传递到下列组件用于制图,或作为图形本身的输入。

1. 本地数据

只有当用户调用保存的数据并输入到一个图形,该模型才使用本地数据。此外,一些组件包含的内置数据在算法执行过程中访问。

2. 控制

作为一个独立的系统,程序的内部控制不是主要问题。该系统依赖于用户输入数据的充分性、有效性和完整性;一旦模型初始化后,模型将按设计和测试的方式运行。

3. 错误处理

IEUBKwin 模型遇到的错误都与输入的数据有关。当用户输入的数据超出给定的范围或与格式不符时,系统会显示错误消息,提示用户输入有效的数据。每个组件中每个数据的输入窗口的相关信息都包含在 IEUBKwin 模型的源代码中。

此外,当预测血铅浓度超过 30 $\mu g/dL$ 时,IEUBKwin 模型显示一条警告消息,这是校准和实验验证的预测血铅的上限。然而,模型的实验验证没有解决超过预测的血铅浓度 30 μg/dL 的问题,因此,这样的结果必须谨慎解读。

4. 数据转换

在 IEUBKwin 模型中,所有允许输入的参数可达到 6 位数。除血铅浓度外,所有浮点类的输出值的控制在小数点后 3 位有效数字,血铅浓度控制在小数点后的一位有效数字。

5. 测试结构

在 IEUBKwin 文献中有关于 IEUBKwin 模型的测试结构的描述,这里不作介绍。

6. 手动过程

IEUBKwin 模型有相当数量的手动过程,这是因为它是为 Windows 系统而设计的。手动过程包括使用鼠标选择菜单,并从这些菜单中作出选择。一旦作了选择,用户必须使用鼠标和键盘输入所需的数据。为了将结果保存到文件,或者确定先前的结果输入到一个图形文件,应提示用户输入适当的文件名。

批处理模式下的输出数据是 ASCII 文件,可以加载到用户可能要使用的几乎所有的统计分析软件包或电子表格程序中。

被导入到其他程序之前,IEUBKwin 批处理模式的输出文件很少或根本不需要编辑,除非缺失值与用户的包不兼容。建议用户应用多种图形和统计技术评估批处理模式的输出。

3.3.2　暴露组件

以下给出了各种介质暴露模块。对于每个暴露模块,输入按处理发生的顺序依次列出。

1. 空气铅暴露模块

输入(来自空气数据窗口):

air_absorp[0], air_absorp[1], air_absorp[2], air_absorp

[3], air_absorp[4], air_absorp[5], air_absorp[6], time_out
[0], time_out[1], time_out[2], time_out[3], time_out[4],
time_out[5], time_out[6], vent_rate[0], vent_rate[1], vent_
rate[2], vent_rate[3], vent_rate[4], vent_rate[5], vent_rate
[6], air_concentration[0], air_concentration[1], air_concentra-
tion[2], air_concentration[3], air_concentration[4], air_concen-
tration[5], air_concentration[6], indoorpercent。

空气铅暴露模块中的函数及功能如表 3-9 所示。

表 3-9　空气铅暴露模块中的函数及功能

类名.函数	描　　述
CAir. Check_Data_Valid()	检查输入数据是否在可接受的范围内。如果不是，则提示用户数据输入无效，并再次尝试
CAir. UpdateData()	更新和暂时存储数据在一个名为"Air. tmp"的文件中，UpdateData()提取用户的输入数据到应用程序
CAir. Air_Take Data()	打开并从"Air. tmp"或"Air. inp"读取数据。文件"Air. inp"存储下列输入变量的默认值： air_absorp[0], air_absorp[1], air_absorp[2], air_absorp[3], air_absorp[4], air_absorp[5], air_absorp[6], time_out[0], time_out[1], time_out[2], time_out[3], time_out[4], time_out[5], time_out[6], vent_rate[0], vent_rate[1], vent_rate[2], vent_rate[3], vent_rate[4], vent_rate[5], vent_rate[6], air_concentration[0], air_concentration[1], air_concentration[2], air_concentration[3], air_concentration[4], air_concentration[5], air_concentration[6] 存储在下列数组： air_absorp[AGE], time_out[AGE], vent_rate[AGE], air_concentration[AGE]

类名. 函数	描　　　　述
CAir. Calc_ INAIR()	使用方程(E-1)至(E-3)计算 INAIR[AGE]
CAir. Write_ Data_File()	将数据文件写入临时文件

2. 膳食铅暴露模块

输入(来自膳食数据窗口):

diet_intake[0],diet_intake[1],diet_intake[2],diet_intake[3],diet_intake[4],diet_intake[5],diet_intake[6],YesNo_AlternativeDiet,userFishConc,userFishFracPercent,userFruitConc,userFruitFracPercent,userGameConc,userGameFracPercent,userVegConc,userVegFracPercent,userFishFraction,userVegFraction,userFruitFraction,userGameFraction。

膳食铅暴露模块中的函数及功能如表 3-10 所示。

表 3-10　膳食铅暴露模块中的函数及功能

类名. 函数	描　　　　述
CDiet. Check_ Data_Valid()	检查输入数据是否在可接受的范围内。如果不是,则提示用户数据输入无效,并再次尝试
CDiet. Update Data()	更新和暂时存储数据在一个名为"Diet. tmp"的文件中,UpdateData()提取用户的输入数据到应用程序 　将变量 userFruitFracPercent,userGameFracPercent,userFishFracPercent,userVegFracPercent 的百分数转化成相等的小数

类名. 函数	描　述
CDiet. Diet_Take Data()	打开并从文件"Diet. tmp"或"Diet. inp"中取数据。文件"Diet. inp"将下列输入变量的默认值存储到数组 diet_intake[AGE]中： diet_intake[0],diet_intake[1],diet_intake[2],diet_intake[3],diet_intake[4],diet_intake[5],diet_intake[6]
CDiet. Calc_ INAIR()	计算 INDIET[AGE]，其值依赖于 YesNo_AlternativeDiet。如果 YesNo_AlternativeDiet＝0，根据方程(E-4a)计算 INDIET[AGE]；否则，根据方程(E-4b)和(E-5d)至(E-5l)计算 INDIET[AGE]
CDiet. Write_ Data_File()	将数据文件写入临时文件

3. 饮水铅暴露模块

输入(来自饮水数据窗口)：

constant_water_conc, water_consumption[0], water_consumption[1], water_consumption[2], water_consumption[3], water_consumption[4], water_consumption[5], water_consumption[6], FirstDrawConc, HomeFlushedConc, FountainConc, FirstDrawPercent, FountainPercent, FountainFraction, FirstDrawFraction, YesNo_AlternativeWater。

饮水铅暴露模块中的函数及功能如表 3-11 所示。

表 3-11　饮水铅暴露模块中的函数及功能

类名. 函数	描　述
CWater. Check_Da ta_Valid()	检查输入数据是否在可接受的范围内。如果不是，则提示用户数据输入无效，并再次尝试

类名. 函数	描　述
CWater. Update Data()	更新并在文件"Water. tmp"中临时存储数据。UpdateData()提取用户的输入数据到应用程序 将变量 FirstDrawPercent 和 FountainPercent 的百分数转化成相等的小数
CWater. Water_ TakeData()	打开并从文件"Water. tmp"或"Water. inp"中读取数据。文件"Water. inp"将下列输入变量的默认值存储到数组 water_consumption[AGE]中： water_consumption[0], water_consumption[1], water_consumption[2], water_consumption[3], water_consumption[4], water_consumption[5], water_consumption[6]
CWater. Calc_ INWATER()	计算 INWATER[AGE]，其值依赖于 YesNo_AlternativeWater。如果 YesNo_AlternativeWater＝0，则根据方程(E-6a)计算 INWATER[AGE]；否则，根据方程(E-6b)和(E-7)计算 INWATER[AGE]
CWater. Write_ Data_File()	将数据文件写入临时文件

4. 土壤、灰尘铅暴露模块

从土壤/灰尘窗口输入：

weight_soil, soil_indoor[0], soil_indoor[1], soil_indoor[2], soil_indoor[3], soil_indoor[4], soil_indoor[5], soil_indoor[6], soil_content[0], soil_content[1], soil_content[2], soil_content[3], soil_content[4], soil_content[5], soil_content[6], soil_ingested[0], soil_ingested[1], soil_ingested[2], soil_ingested[3], soil_ingested[4], soil_ingested[5], soil_ingested[6], contrib_per-

cent，multiply _ factor，PaintConc，PaintFraction，SchoolConc，
SchoolFraction，SecHomeConc，SecHomeFraction，DaycareConc，
DaycareFraction， OccupConc， OccupFraction， AvgMultiSrc，
HouseFraction，constant_soil_conc[0]，constant_soil_conc[1]，
constant_soil_conc[2]，constant_soil_conc[3]，constant_soil_conc
[4]，constant_soil_conc[5]，constant_soil_conc[6]，constant_dust
_conc[0]，constant_dust_conc[1]，constant_dust_conc[2]，con-
stant_dust_conc[3]，constant_dust_conc[4]，constant_dust_conc
[5]，constant_dust_conc[6]，out_air_concentration[0]，out_air_
concentration[1]，out_air_concentration[2]，out_air_concentra-
tion[3]，out_air_concentration[4]，out_air_concentration[5]，out
_air_concentration[6]，const_outdoor_soil，const_indoor_dust，
dust_indoor[0]，dust_indoor[1]，dust_indoor[2]，dust_indoor
[3]，dust_indoor[4]，dust_indoor[5]，dust_indoor[6]，vary_in-
door，vary_outdoor。

土壤、灰尘铅模块中的函数及功能如表 3-12 所示。

表 3-12　土壤、灰尘铅模块中的函数及功能

类名. 函数	描　述
CSoil. Check_Data_Valid()	检查输入数据是否在可接受的范围内。如果不是，则提示用户数据输入无效，并再次尝试
CSoil. Update Data()	更新并在文件"Soil. tmp"中临时存储数据。UpdateData()提取用户的输入数据到应用程序 将变量 DaycareFracPercent，OccupFracPercent，OtherFracPercent，SchoolFracPercent，SecHomeFracPercent 和 HouseFracPercent 的百分数转化成相等的小数

类名. 函数	描　　述
CSoil. Soil_ TakeData()	打开并从文件"Soil. tmp"或"Soil. inp"中读取数据。文件"Soil. inp"将下列输入变量的默认值存储在数组 soil_indoor[AGE]，soil_content[AGE]和 soil_ingested [AGE]中： soil_indoor[0]，soil_indoor[1]，soil_indoor[2]，soil_ indoor[3]，soil_indoor[4]，soil_indoor[5]，soil_indoor [6]，soil_content[0]，soil_content[1]，soil_content [2]，soil_content[3]，soil_content[4]，soil_content [5]，soil_content[6]，soil_ingested[0]，soil_ingested [1]，soil_ingested[2]，soil_ingested[3]，soil_ingested [4]，soil_ingested[5]，soil_ingested[6]
CSoil. Calc_ INSOIL()	计算 INSOIL[AGE]，INDUST[AGE]和 INDUSTA [AGE]，其值依赖于 m_altsrc，vary_indoor，vary_out-door
CSoil. Write_Data_ File()	将数据文件写入临时文件
CSoil. GetExtra Data()	从空气模块和 MSA 中取数据
CSoil. MSA_ TakeData()	从 MSA 取数据

5. 新生儿铅暴露模块

从新生儿数据窗口输入：PBBLDMAT。

新生儿铅暴露模块中的函数及功能如表 3-13 所示。

6. 其他铅暴露模块

从其他数据输入窗口输入：other_intake[0]，other_intake [1]，other_intake[2]，other_intake[3]，other_intake[4]，other_ intake[5]，other_intake[6]。

表 3-13　新生儿铅暴露模块中的函数及功能

类名. 函数	描　　述
CMaternal. Check_Data_Valid()	检查输入数据是否在可接受的范围内。如果不是，则提示用户数据输入无效，并再次尝试
CMaternal. Update Data()	更新并在文件"Maternal. tmp"中临时存储数据。UpdateData()提取用户的输入数据到应用程序
CMaternal. Maternal_Take Data()	打开并从文件"Maternal. tmp"或"Maternal. inp"中读取数据。文件"Maternal. inp"存储下列输入变量的默认值： maternal_intake[0]，maternal_intake[1]，maternal_intake[2]，maternal_intake[3]，maternal_intake[4]，maternal_intake[5]，maternal_intake[6]
CMaternal. Write_Data_File()	将数据文件写入临时文件

其他铅暴露模块中的函数及功能如表 3-14 所示。

表 3-14　其他铅暴露模块中的函数及功能

类名. 函数	描　　述
COther. Check_Data_Valid()	检查输入数据是否在可接受的范围内。如果不是，则提示用户数据输入无效，并再次尝试
COther. Update Data()	更新并在文件"Other. tmp"中临时存储数据。UpdateData()提取用户的输入数据到应用程序
COther. Other_TakeData()	打开并从文件"Other. tmp"或"Other. inp"中读取数据。文件 "Other. inp"将下列输入变量的默认值存储到数组 other_intake[AGE]中： other_intake[0]，other_intake[1]，other_intake[2]，other_intake[3]，other_intake[4]，other_intake[5]，other_intake[6]

续表

类名.函数	描　　述
COther. Write_Data_File()	将数据文件写入临时文件

7. 胃肠道/生物利用度模块

从胃肠道/生物利用度窗口输入：ABSO，ABSS，ABSD，ABSF，ABSW，PAFs，SATUPTAKE2。

胃肠道/生物利用度模块中的函数及功能如表3-15所示。

表3-15　胃肠道/生物利用度模块中的函数及功能

类名.函数	描　　述
CGibio. Check_Data_Valid()	检查输入数据是否在可接受的范围内。如果不是，则提示用户数据输入无效，并再次尝试
CGibio. Update Data()	更新并在文件"Gibio. tmp"中临时存储数据。UpdateData()提取用户的输入数据到应用程序
CGibio. Gibio_TakeData()	打开并从文件"Gibio. tmp"或"Gibio. inp"中读取数据。文件"Gibio. inp"存储下列输入变量的默认值：gibio_intake[0]，gibio_intake[1]，gibio_intake[2]，gibio_intake[3]，gibio_intake[4]，gibio_intake[5]，gibio_intake[6]
COther. Write_Data_File()	将数据文件写入临时文件

3.3.3　吸收组件

吸收组件的输入和模型执行中的函数的描述如下。

输入（这些变量从模型的暴露组件中获取）：

INAIR[AGE]，INSOIL[AGE]，INDUST[AGE]，INDUSTA

[AGE],INWATER[AGE],INDIET[AGE],INOTHER[AGE],
PBBLDMAT。

吸收组件中的函数及功能如表 3-16 所示。

表 3-16　吸收组件中的函数及功能

类名.函数	描　　述
BaseComp. Calc_ UPTAKE()	使用方程(U-1a)至(U-1f),(U-2),(U-3),(U-4)和(U-5)计算： UPAIR[MONTH],UPDIET[MONTH],UPDUST[MONTH], UPDUSTA [MONTH], UPSOIL [MONTH], UPWATER [MONTH], UPOTHER [MONTH],UPTAKE[MONTH]

3.3.4　生物动力学组件

生物动力学组件的输入和模型执行中的函数的描述一起列表如下。

输入(从模型的吸收组件中获取)：UPTAKE[MONTH]。

生物动力学组件中的函数及功能如表 3-17 所示。

表 3-17　生物动力学组件的函数及功能

类名.函数	描　　述
BaseComp. Calc_ UPTAKE()	使用方程（B-1a）至（B-1h），（B-2a）至（B-2o），(B-2.5),(B-3),(B-4a)至(B-4d),(B-5a)至(B-5m),(B-6. 5a) 至 (B-6. 5i), (B-7a) 至 (B-7i), (B-8a) 至(B-8d),(B-9a)至(B-9i),(B-10a)至(B-10c)。计算每个隔室的铅质量(MPLECF[2],MPLASM[2],MRBC[2], MLIVER [2], MKIDNEY [2], MOTHER [2],MTRAB[2]和 MCORT[2])

3.4　IEUBKwin 的文献

IEUBKwin 模型需要一些系统文档供程序设计者使用。相比而言,《用户使用指南》是 IEUBKwin 模型的最终用户必须阅读的。

IEUBKwin 模型包含如下的系统文档:

(1) 系统需求与设计规范;

(2) IEUBK 模型源代码的完整打印稿;

(3) 交叉数据表。

附录 A　IEUBKwin 模型中的方程和参数

　　这里介绍的参数、方程和 IEUBKwin 模型源代码文档不是逐行对应的。虽然大多数符号和模型源代码是相同的，某些符号可能会有所不同，但在数学上等价。在这个文件中提出的方程和参数已经被简化。除了下面所列的方程，所有方程都来自技术支持文档（TSD）：在 IEUBKwin 中使用的参数和方程（0.99 版）（1994年 12 月）。1994 年 12 月的 TSD 是 1994 年 7 月的更新版本，并通过了铅技术审查工作组（TRW）的审查。

　　附录 A 由三部分组成，包含 IEUBKwin 模型中使用的公式。暴露方程列于 A-1 部分。A-2 和 A-3 部分分别包含吸收和生物动力学组件的方程。每一个部分中相似的方程或具有相同目的的方程组合在一起。例如，在 A-1 中，方程组由不同环境介质定义。

A-1　暴露模型组件

1. 空气铅方程

$$\text{IndoorConc[AGE]} = 0.01 * \text{indoorpercent} * \text{air\_concentration[AGE]} \quad \text{(E-1)}$$

$$\text{TWA[AGE]} = \frac{1}{24}(\text{time\_out[AGE]} * \text{air\_concentration[AGE]}$$

$$+(24-\text{time\_out[AGE]}) * \text{IndoorConc[AGE]})$$
$$(\text{E-2})$$
$$\text{INAIR[AGE]}=\text{TWA[AGE]} * \text{vent\_rate[AGE]} \quad (\text{E-3})$$

2. 膳食铅方程

$$\text{INDIET[AGE]}=\text{diet\_intake[AGE]} \quad (\text{E-4a})$$

或者：

$$\text{INDIET[AGE]}=\text{DietTotal}=\text{InOtherDiet[AGE]}$$
$$+\text{InMeat[AGE]}+\text{InGame[AGE]}$$
$$+\text{InFish[AGE]}+\text{InCanVeg[AGE]}$$
$$+\text{InFrVeg[AGE]}$$
$$+\text{InHomeVeg[AGE]}$$
$$+\text{InCanFruit[AGE]}$$
$$+\text{InFrFruit[AGE]}$$
$$+\text{InHomeFruit[AGE]} \quad (\text{E-4b})$$
$$\text{InOtherDiet[AGE]}=\text{InDairy[AGE]}+\text{InJuce[AGE]}$$
$$+\text{InNuts[AGE]}+\text{InBread[AGE]}$$
$$+\text{InPasta[AGE]}$$
$$+\text{InBeverage[AGE]}$$
$$+\text{InCandy[AGE]}+\text{InSauce[AGE]}$$
$$+\text{InFormula[AGE]}$$
$$+\text{InInfant[AGE]} \quad (\text{E-4c})$$
$$\text{beverage[AGE]}=\text{beverageConc} * \text{beverage\_Consump[AGE]}$$
$$(\text{E-4d})$$
$$\text{bread[AGE]}=\text{breadConc} * \text{bread\_Consump[AGE]} \quad (\text{E-4e})$$
$$\text{can\_fruit[AGE]}=\text{canFruitConc} * \text{canFruit\_Consump[AGE]}$$
$$(\text{E-4f})$$

$$can\_veg[AGE] = canVegConc * canVeg\_Consump[AGE]$$
$$(E\text{-}4g)$$

$$candy[AGE] = candyConc * candy\_Consump[AGE] \quad (E\text{-}4h)$$

$$dairy[AGE] = dairyConc * dairy\_Consump[AGE] \quad (E\text{-}4i)$$

$$f\_fruit[AGE] = fFruitConc * fFruit\_Consump[AGE] \quad (E\text{-}4j)$$

$$f\_veg[AGE] = fVegConc * fVeg\_Consump[AGE] \quad (E\text{-}4k)$$

$$formula[AGE] = formulaConc * formula\_Consump[AGE]$$
$$(E\text{-}4l)$$

$$infant[AGE] = infantConc * infant\_Consump[AGE] \quad (E\text{-}4m)$$

$$juices[AGE] = juiceConc * juice\_Consump[AGE] \quad (E\text{-}4n)$$

$$meat[AGE] = meatConc * meat\_Consump[AGE] \quad (E\text{-}4o)$$

$$nuts[AGE] = nutsConc * nuts\_Consump[AGE] \quad (E\text{-}4p)$$

$$pasta[AGE] = pastaConc * pasta\_Consump[AGE] \quad (E\text{-}4q)$$

$$sauce[AGE] = sauceConc * sauce\_Consump[AGE] \quad (E\text{-}4r)$$

$$meatFraction = 1 - userFishFraction - userGameFraction$$
$$(E\text{-}5a)$$

$$vegFraction = 1 - userVegFraction \quad (E\text{-}5b)$$

$$fruitFraction = 1 - userFruitFraction \quad (E\text{-}5c)$$

$$InMeat[AGE] = meatFraction * meat[AGE] \quad (E\text{-}5d)$$

$$InCanVeg[AGE] = vegFraction/2 * can\_veg[AGE] \quad (E\text{-}5e)$$

$$InFrVeg[AGE] = vegFraction/2 * f\_veg[AGE] \quad (E\text{-}5f)$$

$$InCanFruit[AGE] = fruitFraction/2 * can\_fruit[AGE]$$
$$(E\text{-}5g)$$

$$InFrFruit[AGE] = fruitFraction/2 * f\_fruit[AGE] \quad (E\text{-}5h)$$

$$InHomeFruit[AGE] = userFruitFraction * (canFruit\_Consump[AGE]$$
$$+ fFruit\_Consump\ [AGE])$$
$$* userFruitConc \quad (E\text{-}5i)$$

$$\text{InHomeVeg[AGE]} = \text{userVegFraction} * (\text{canVeg\_Consump[AGE]}$$
$$+ \text{fVeg\_Consump[AGE]}) * \text{userVegConc}$$
$$(\text{E-5j})$$

$$\text{InFish[AGE]} = \text{userFishFraction} * \text{meat\_Consump[AGE]}$$
$$* \text{userFishConc} \qquad (\text{E-5k})$$

$$\text{InGame[AGE]} = \text{userGameFraction} * \text{meat\_Consump[AGE]}$$
$$* \text{userGameConc} \qquad (\text{E-5l})$$

$$\text{InDairy[AGE]} = \text{dairy[AGE]} \qquad (\text{E-5m})$$

$$\text{InJuice[AGE]} = \text{juices[AGE]} \qquad (\text{E-5n})$$

$$\text{InNuts[AGE]} = \text{nuts[AGE]} \qquad (\text{E-5o})$$

$$\text{InBread[AGE]} = \text{bread[AGE]} \qquad (\text{E-5p})$$

$$\text{InPasta[AGE]} = \text{pasta[AGE]} \qquad (\text{E-5q})$$

$$\text{InBeverage[AGE]} = \text{beverage[AGE]} \qquad (\text{E-5r})$$

$$\text{InCandy[AGE]} = \text{candy[AGE]} \qquad (\text{E-5s})$$

$$\text{InSauce[AGE]} = \text{sauce[AGE]} \qquad (\text{E-5t})$$

$$\text{InFormula[AGE]} = \text{formula[AGE]} \qquad (\text{E-5u})$$

$$\text{InInfant[AGE]} = \text{infant[AGE]} \qquad (\text{E-5v})$$

3. 饮水铅方程

$$\text{INWATER[AGE]} = \text{water\_consumption[AGE]}$$
$$* \text{constant\_water\_conc} \qquad (\text{E-6a})$$

或者：

$$\text{INWATER [AGE]} = \text{water\_consumption[AGE]}$$
$$* (\text{HomeFlushedConc} * \text{HomeFlushedFraction}$$
$$+ \text{FirstDrawConc} * \text{FirstDrawFraction}$$
$$+ \text{FountainConc} * \text{FountainFraction}) \qquad (\text{E-6b})$$

$$\text{HomeFlushedFraction} = 1 - \text{FirstDrawFraction} - \text{FountainFraction}$$
$$(\text{E-7})$$

4. 土壤铅方程

$$INSOIL[AGE] = constant\_soil\_conc[AGE] * soil\_ingested[AGE]$$
$$* (0.01 * weight\_soil) \qquad (E\text{-}8a)$$

或者：

$$INSOIL[AGE] = soil\_content[AGE] * soil\_ingested[AGE]$$
$$* (0.01 * weight\_soil) \qquad (E\text{-}8b)$$

5. 粉尘铅方程

$$INDUST[AGE] = constant\_dust\_conc[AGE] * soil\_ingested[AGE]$$
$$* [0.01 * (100 - weight\_soil)] \qquad (E\text{-}9a)$$

$$INDUST[AGE] = DustTotal[AGE] * soil\_indoor[AGE]$$
$$* HouseFraction \qquad (E\text{-}9b)$$

$$INDUSTA[AGE] = OCCUP[AGE] + SCHOOL[AGE]$$
$$+ DAYCARE[AGE]$$
$$+ SECHOME[AGE]$$
$$+ OTHER[AGE] \qquad (E\text{-}9c)$$

$$INDUST[AGE] = soil\_indoor[AGE] * soil\_ingested[AGE]$$
$$* [0.01 * (100 - weight\_soil)] \qquad (E\text{-}9d)$$

$$INDUST[AGE] = dust\_indoor[AGE] * soil\_ingested[AGE]$$
$$* [0.01 * (100 - weight\_soil)] \qquad (E\text{-}9e)$$

$$DustTotal[AGE] = soil\_ingested[AGE] * [0.01 * (100 - weight\_soil)]$$
$$(E\text{-}10)$$

$$soil\_indoor[AGE] = (contrib\_percent * soil\_content[AGE])$$
$$+ (multiply\_factor$$
$$* air\_concentration[AGE]) \qquad (E\text{-}11a)$$

$$soil\_indoor[AGE] = (contrib\_percent * constant\_soil\_conc[AGE])$$
$$+ (multiply\_factor$$
$$* air\_concentration[AGE]) \qquad (E\text{-}11b)$$

$$\text{soil\_indoor[AGE]} = \text{dust\_indoor[AGE]} \quad (\text{E-11c})$$

$$\text{soil\_indoor[AGE]} = \text{constant\_dust\_conc[AGE]} \quad (\text{E-11d})$$

$$\text{HouseFraction} = 1 - (\text{OccupFraction} - \text{SchoolFraction}$$
$$- \text{DaycareFraction} - \text{SecHomeFraction}$$
$$- \text{OtherFraction}) \quad (\text{E-12a})$$

$$\text{OCCUP[AGE]} = \text{DustTotal[AGE]} * \text{OccupFraction}$$
$$* \text{OccupConc} \quad (\text{E-12b})$$

$$\text{SCHOOL[AGE]} = \text{DustTotal[AGE]} * \text{SchoolFraction} * \text{SchoolConc}$$
$$(\text{E-12c})$$

$$\text{DAYCARE[AGE]} = \text{DustTotal[AGE]} * \text{DaycareFraction}$$
$$* \text{DaycareConc} \quad (\text{E-12d})$$

$$\text{SECHOME[AGE]} = \text{DustTotal[AGE]} * \text{SecHomeFraction}$$
$$* \text{SecHomeConc} \quad (\text{E-12e})$$

$$\text{OTHER[AGE]} = \text{DustTotal[AGE]} * \text{OtherFraction} * \text{OtherConc}$$
$$(\text{E-12f})$$

A-2 吸收模型组件方程

1. 吸收系数、被动吸收

$$\text{UPDIET[MONTH]} = \text{PAFF} * \text{ABSF} * \text{AVF} * \text{INDIET[AGE]}$$
$$(\text{U-1a})$$

$$\text{UPWATER[MONTH]} = \text{PAFW} * \text{ABSW} * \text{AVW} * \text{INWATER[AGE]}$$
$$(\text{U-1b})$$

$$\text{UPDUST[MONTH]} = \text{PAFD} * \text{ABSD} * \text{AVD} * \text{INDUST[AGE]}$$
$$(\text{U-1c})$$

$$\text{UPDUSTA[MONTH]} = \text{PAFD} * \text{ABSD} * \text{AVD} * \text{INDUSTA[AGE]}$$
$$(\text{U-1d})$$

UPSOIL[MONTH]=PAFS * ABSS * AVS * INSOIL[AGE]

$$\text{(U-1e)}$$

UPOTHER[MONTH]=PAFP * ABSO * AVO

$$* \text{ INOTHER[AGE]} \qquad \text{(U-1f)}$$

2. 吸收系数、主动吸收

UPDIET [MONTH]=UPDIET [MONTH]

$$+\frac{(1-\text{PAFF}) * \text{ABSF} * \text{AVF} * \text{INDIET[AGE]}}{1+\dfrac{\text{AVINTAKE[MONTH]}}{\text{SATUPTAKE[MONTH]}}} \qquad \text{(U-1g)}$$

UPWATER [MONTH]=UPWATER [MONTH]

$$+\frac{(1-\text{PAFW}) * \text{ABSW} * \text{AVW} * \text{INWATER[AGE]}}{1+\dfrac{\text{AVINTAKE[MONTH]}}{\text{SATUPTAKE[MONTH]}}} \qquad \text{(U-1h)}$$

UPDUST [MONTH]=UPDUST [MONTH]

$$+\frac{(1-\text{PAFD}) * \text{ABSD} * \text{AVD} * \text{INDUST[AGE]}}{1+\dfrac{\text{AVINTAKE[MONTH]}}{\text{SATUPTAKE[MONTH]}}} \qquad \text{(U-1i)}$$

UPDUSTA [MONTH]=UPDUSTA [MONTH]

$$+\frac{(1-\text{PAFD}) * \text{ABSD} * \text{AVD} * \text{INDUSTA[AGE]}}{1+\dfrac{\text{AVINTAKE[MONTH]}}{\text{SATUPTAKE[MONTH]}}} \qquad \text{(U-1j)}$$

UPSOIL [MONTH]=UPSOIL [MONTH]

$$+\frac{(1-\text{PAFS}) * \text{ABSS} * \text{AVS} * \text{INSOIL[AGE]}}{1+\dfrac{\text{AVINTAKE[MONTH]}}{\text{SATUPTAKE[MONTH]}}} \qquad \text{(U-1k)}$$

AVINTAKE =ABSD * INDUST[AGE]+ABSD * INDUSTA[AGE]

$$+\text{ABSS} * \text{INSOIL[AGE]}+\text{ABSF} * \text{INDIET[AGE]}$$

$$+\text{ABSO} * \text{INOTHER[AGE]}+\text{ABSW} * \text{INWATER [AGE]}$$

$$\text{(U-2)}$$

$$SATUPTAKE[\,MONTH\,]=SATUPTAKE\,2*\frac{WTBODY[MONTH]}{WTBODY[24]}$$

$$(U\text{-}3)$$

3. 总的铅吸收

$$UPAIR[MONTH]=air\_absorp[AGE]*0.01*INAIR[AGE]$$

$$(U\text{-}4)$$

$$\begin{aligned}UPTAKE[MONTH]=30*\{&(UPDIET[MONTH]\\
&+UPWATER[MONTH]\\
&+UPDUST[MONTH]\\
&+UPSOIL[MONTH]\\
&+UPDUSTA[MONTH]\\
&+UPOTHER[MONTH]\\
&+UPAIR[MONTH]\}\end{aligned}$$

$$(U\text{-}5)$$

A-3　生物动力学组件

1. 隔室铅转移时间

$$TBLUR[MONTH]=TBLUR[24]*\left(\frac{WTBODY[MONTH]}{WTBODY[24]}\right)^{0.333}$$

$$(B\text{-}1a)$$

$$TBLLIV[MONTH]=TBLLIV[24]\\
*\left(\frac{WTBODY[MONTH]}{WTBODY[24]}\right)^{0.333}$$

$$(B\text{-}1b)$$

$$TBLOTH[MONTH]=TBLOTH[24]\\
*\left(\frac{WTBODY[MONTH]}{WTBODY[24]}\right)^{0.333}$$

$$(B\text{-}1c)$$

$$TBLKID[MONTH] = TBLKID[24]$$
$$* \left(\frac{WTBODY[MONTH]}{WTBODY[24]} \right)^{0.333} \quad (B\text{-}1d)$$

$$TBLBONE[MONTH] = TBLBONE[24]$$
$$* \left(\frac{WTBODY[MONTH]}{WTBODY[24]} \right)^{0.333}$$

$$(B\text{-}1e)$$

$$TBLFEC[MONTH] = RATFECUR * TBLUR[MONTH]$$

$$(B\text{-}1f)$$

$$TBLOUT[MONTH] = RATOUTFEC * TBLFEC[MONTH]$$

$$(B\text{-}1g)$$

$$TBONEBL[MONTH]$$
$$= CRBONEBL[MONTH] * TBLBONE[MONTH]$$
$$* \frac{\{WTTRAB[MONTH] + WTCORT[MONTH]\}}{\dfrac{VOLBLOOD[MONTH]}{10}}$$

$$(B\text{-}1h)$$

$$TPLRBC = 0.1 \qquad (B\text{-}2a)$$

$$TRBCPL = TPLRBC * \left(RATBLPL - \frac{0.55}{0.55 + 0.73} \right) \quad (B\text{-}2b)$$

$$TPLUR[MONTH] = \frac{TBLUR[MONTH]}{RATBLPL} \qquad (B\text{-}2c)$$

$$TPLLIV[MONTH] = \frac{TBLLIV[MONTH]}{RATBLPL} \qquad (B\text{-}2d)$$

$$TLIVPL[MONTH]$$
$$= CRLIVBL[MONTH] * \frac{TBLLIV[MONTH]}{1 - \dfrac{TBLLIV[MONTH]}{TBLFEC[MONTH]}}$$

$$* \frac{\dfrac{\text{WTLIVER[MONTH]}}{\text{VOLBLOOD[MONTH]}}}{10} \tag{B-2e}$$

$$\begin{aligned}
&\text{TLIVFEC[MONTH]}\\
&= \text{CRLIVBL[MONTH]} * \text{TBLFEC[MONTH]}
\end{aligned}$$

$$* \frac{\dfrac{\text{WTLIVER[MONTH]}}{\text{VOLBLOOD[MONTH]}}}{10} \tag{B-2f}$$

$$\text{TPLKID[MONTH]} = \frac{\text{TBLKID[MONTH]}}{\text{RATBLPL}} \tag{B-2g}$$

$$\begin{aligned}
&\text{TKIDPL[MONTH]}\\
&= \text{CRKIDBL[MONTH]} * \text{TBLKID[MONTH]}
\end{aligned}$$

$$* \frac{\dfrac{\text{WTKIDNEY[MONTH]}}{\text{VOLBLOOD[MONTH]}}}{10} \tag{B-2h}$$

$$\text{TPLTRAB[MONTH]} = \frac{\text{TBLBONE[MONTH]}}{0.2 * \text{RATBLPL}} \tag{B-2i}$$

$$\text{TTRABPL[MONTH]} = \text{TBONEBL[MONTH]} \tag{B-2j}$$

$$\text{TPLCORT[MONTH]} = \frac{\text{TBLBONE[MONTH]}}{0.8 * \text{RATBLPL}} \tag{B-2k}$$

$$\text{TCORTPL[MONTH]} = \text{TBONEBL[MONTH]} \tag{B-2l}$$

$$\text{TPLOTH[MONTH]} = \frac{\text{TBLOTH[MONTH]}}{\text{RATBLPL}} \tag{B-2m}$$

$$\begin{aligned}
&\text{TOTHPL[MONTH]}\\
&= \text{CROTHBL[MONTH]} * \frac{\text{TBLOTH[MONTH]}}{1 - \dfrac{\text{TBLOUT [MONTH]}}{\text{TBLOUT[MONTH]}}}
\end{aligned}$$

$$* \frac{\dfrac{\text{WTOTHER[MONTH]}}{\text{VOLBLOOD[MONTH]}}}{10} \tag{B-2n}$$

TPLRBC2[STEPS]

$$= \frac{\text{TPLRBC}}{1 - \dfrac{\text{MRBC[STEPS]}}{(\text{VOLRBC[MONTH]}-1)/\text{CONRBC}}} \tag{B-2.5}$$

TOTHOUT[MONTH]

=CROTHBL[MONTH] * TBLOUT[MONTH]

$$* \frac{\text{WTOTHER[MONTH]}}{\dfrac{\text{VOLBLOOD[MONTH]}}{10}} \tag{B-2o}$$

2. 血和血浆细胞外液铅质量之比

$$\text{RATBLPL} = 100 \tag{B-3}$$

3. 液体体积和器官重量

CRKIDBL[MONTH]

$$=0.777+2.35*\{1-\exp(-0.0468*[\text{MONTH}])\} \tag{B-4a}$$

CRLIVBL[MONTH]

$$=1.1+3.5*\{1-\exp(-0.0462*[\text{MONTH}])\} \tag{B-4b}$$

CRBONEBL[MONTH]

$$=6.0+215*\{1-\exp(-0.000942*[\text{MONTH}])\} \tag{B-4c}$$

CROTHBL[MONTH]

$$=0.931+0.437*\{1-\exp(-0.00749*[\text{MONTH}])\} \tag{B-4d}$$

VOLBLOOD[MONTH]

$$= \frac{10.67}{1+\exp\left\{-\dfrac{([\text{MONTH}]-6.87)}{7.09}\right\}}$$

$$+ \frac{21.86}{1+\exp\left\{-\dfrac{([\text{MONTH}]-88.15)}{26.73}\right\}} \tag{B-5a}$$

$$\text{VOLRBC[MONTH]} = \cfrac{4.31}{1 + \exp\left\{-\cfrac{([\text{MONTH}]-6.45)}{10.0}\right\}}$$

$$+ \cfrac{26.47}{1 + \exp\left\{-\cfrac{([\text{MONTH}]-129.61)}{25.98}\right\}} \tag{B-5b}$$

$$\text{VOLPLASM[MONTH]} = \cfrac{6.46}{1 + \exp\left\{-\cfrac{([\text{MONTH}]-6.81)}{5.74}\right\}}$$

$$+ \cfrac{8.83}{1 + \exp\left\{-\cfrac{([\text{MONTH}]-65.66)}{23.62}\right\}} \tag{B-5c}$$

$$\text{VOLECF[MONTH]} = 0.73 * \text{VOLBLOOD[MONTH]} \tag{B-5d}$$

$$\text{WTECF[MONTH]} = 0.73 * \cfrac{\text{VOLBLOOD[MONTH]}}{10} \tag{B-5e}$$

$$\text{WTBODY[MONTH]} = \cfrac{8.375}{1 + \exp\left\{-\cfrac{([\text{MONTH}]-3.80)}{3.60}\right\}}$$

$$+ \cfrac{17.261}{1 + \exp\left\{-\cfrac{([\text{MONTH}]-48.76)}{20.63}\right\}} \tag{B-5f}$$

$$\text{WTBONE[MONTH]}$$
$$= \begin{cases} 0.111 * \text{WTBODY[MONTH]} & [\text{MONTH}] \leqslant 12(\text{个月}) \\ 0.838 + 0.02 * [\text{MONTH}] & [\text{MONTH}] > 12(\text{个月}) \end{cases}$$
$$\tag{B-5g}$$

$$\text{WTCORT[MONTH]} = 0.8 * \text{WTBONE[MONTH]} \tag{B-5h}$$

$$\text{WTTRAB[MONTH]} = 0.2 * \text{WTBONE[MONTH]} \tag{B-5i}$$

$$WTKIDNEY[MONTH] = \cfrac{0.050}{1 + \exp\left\{-\cfrac{([MONTH]-5.24)}{4.24}\right\}}$$

$$+ \cfrac{0.106}{1 + \exp\left\{-\cfrac{([MONTH]-65.37)}{34.11}\right\}} \qquad (B\text{-}5j)$$

$$WTLIVER[MONTH] = \cfrac{0.261}{1 + \exp\left\{-\cfrac{([MONTH]-9.82)}{3.67}\right\}}$$

$$+ \cfrac{0.584}{1 + \exp\left\{-\cfrac{([MONTH]-55.65)}{37.64}\right\}} \qquad (B\text{-}5k)$$

$$WTOTHER[MONTH] = WTBODY[MONTH]$$
$$- WTKIDNEY[MONTH] - WTLIVER[MONTH]$$
$$- WTTRAB[MONTH] - WTCORT[MONTH]$$
$$- WTBLOOD[MONTH] - WTECF[MONTH] \qquad (B\text{-}5l)$$

$$WTBLOOD[MONTH] = 1.056 * \frac{VOLBLOOD[MONTH]}{10}$$
$$(B\text{-}5m)$$

4. 隔室铅质量(微分方程组)

$$\frac{dMPLECF[STEPS]}{dt} = UPTAKE[STEPS] + INFLOW[STEPS]$$
$$- OUTFLOW[STEPS] \qquad (B\text{-}6a)$$

$$INFLOW[STEPS]$$

$$= \frac{MLIVER[STEPS]}{TLIVPL[MONTH]} + \frac{MKIDNEY[STEPS]}{TKIDPL[MONTH]}$$

$$+ \frac{MOTHER[STEPS]}{TOTHPL[MONTH]} + \frac{MTRAB[STEPS]}{TTRABPL[MONTH]}$$

$$+ \frac{MCORT[STEPS]}{TCORTPL[MONTH]} + \frac{MRBC[STEPS]}{TRBCPL} \qquad (B\text{-}6b)$$

$$\text{OUTFLOW[STEPS]} = \text{MPLECF[STEPS]}$$

$$* \left[\frac{1}{\text{TPLUR[MONTH]}} + \frac{1}{\text{TPLLIV[MONTH]}} \right.$$

$$+ \frac{1}{\text{TPLKID[MONTH]}} + \frac{1}{\text{TPLOTH[MONTH]}}$$

$$+ \frac{1}{\text{TPLTRAB[MONTH]}} + \frac{1}{\text{TPLCORT[MONTH]}}$$

$$\left. + \frac{1}{\text{TPLRBC2}} \right] \tag{B-6c}$$

$$\frac{\text{dMRBC[STEPS]}}{\text{dt}} = \frac{\text{MPLECF[STEPS]}}{\text{TPLRBC2}} - \frac{\text{MRBC[STEPS]}}{\text{TRBCPL}} \tag{B-6d}$$

$$\frac{\text{dMLIVER[STEPS]}}{\text{dt}}$$

$$= \frac{\text{MPLECF[STEPS]}}{\text{TPLLIV[MONTH]}} - \text{MLIVER[STEPS]}$$

$$* \left[\frac{1}{\text{TLIVPL[MONTH]}} + \frac{1}{\text{TLIVECF[MONTH]}} \right] \tag{B-6e}$$

$$\frac{\text{dMKIDNEY[STEPS]}}{\text{dt}}$$

$$= \frac{\text{MPLECF[STEPS]}}{\text{TPLKID[MONTH]}} - \frac{\text{MKIDNEY[STEPS]}}{\text{TKIDPL[MONTH]}} \tag{B-6f}$$

$$\frac{\text{dMOTHER[STEPS]}}{\text{dt}}$$

$$= \frac{\text{MPLECF[STEPS]}}{\text{TPLOTH[MONTH]}} - \text{MOTHER[STEPS]}$$

$$* \left[\frac{1}{\text{TOTHPL[MONTH]}} + \frac{1}{\text{TOTHOUT[MONTH]}} \right] \tag{B-6g}$$

$$\frac{\text{dMTRAB[STEPS]}}{\text{dt}}$$

$$= \frac{MPLECF[STEPS]}{TPLTRAB[MONTH]} - \frac{MTRAB[STEPS]}{TTRABPL[MONTH]} \quad (B\text{-}6h)$$

$$\frac{dMCORT[STEPS]}{dt}$$

$$= \frac{MPLECF[STEPS]}{TPLCORT[MONTH]} - \frac{MCORT[STEPS]}{TCORTPL[MONTH]} \quad (B\text{-}6i)$$

5. 微分方程离散化

$$\frac{MPLECF[STEPS] - MPLECF([STEPS] - NS)}{NS}$$

$$= UPTAKE[MONTH] + INFLOW[STEPS]$$

$$+ OUTFLOW[STEPS] \quad (B\text{-}6.5a)$$

$$INFLOW[STEPS] = \frac{MLIVER[STEPS]}{TLIVPL[MONTH]}$$

$$+ \frac{MKIDNEY[STEPS]}{TKIDPL[MONTH]} + \frac{MOTHER[STEPS]}{TOTHPL[MONTH]}$$

$$+ \frac{MTRAB[STEPS]}{TTRABPL[MONTH]} + \frac{MCORT[STEPS]}{TCORTPL[MONTH]}$$

$$+ \frac{MRBC[STEPS]}{TRBCPL} \quad (B\text{-}6.5b)$$

$$OUTFLOW[STEPS]$$

$$= MPLECF[STEPS] * \left[\frac{1}{TPLUR[MONTH]} \right.$$

$$+ \frac{1}{TPLLIV[MONTH]} + \frac{1}{TPLKID[MONTH]}$$

$$+ \frac{1}{TPLOTH[MONTH]} + \frac{1}{TPLTRAB[MONTH]}$$

$$\left. + \frac{1}{TPLCORT[MONTH]} + \frac{1}{TPLRBC2} \right] \quad (B\text{-}6.5c)$$

$$\frac{MRBC[STEPS] - MRBC([STEPS] - NS)}{NS}$$

$$= \frac{MPLECF[STEPS]}{TPLRBC2} - \frac{MRBC[STEPS]}{TRBCPL} \qquad (B\text{-}6.5d)$$

$$\frac{MLIVER[STEPS] - MLIVER([STEPS] - NS)}{NS}$$

$$= \frac{MPLECF[STEPS]}{TPLLIV[MONTH]} - MLIVER[STEPS]$$

$$* \left[\frac{1}{TLIVER[MONTH]} + \frac{1}{TLIVFEC[MONTH]} \right] \quad (B\text{-}6.5e)$$

$$\frac{MKIDNEY[STEPS] - MKIDNEY([STEPS] - NS)}{NS}$$

$$= \frac{MPLECF[STEPS]}{TPLKID[MONTH]} - \frac{MKIDNEY[STEPS]}{TKIDPL[MONTH]} \quad (B\text{-}6.5f)$$

$$\frac{MOTHER[STEPS] - MOTHER([STEPS] - NS)}{NS}$$

$$= \frac{MPLECF[STEPS]}{TPLOTH[MONTH]} - MOTHER[STEPS]$$

$$* \left[\frac{1}{TOTHPL[MONTH]} + \frac{1}{TOTHOUT[MONTH]} \right]$$

$$(B\text{-}6.5g)$$

$$\frac{MTRAB[STEPS] - MTRAB([STEPS] - NS)}{NS}$$

$$= \frac{MPLECF[STEPS]}{TPLTRAB[MONTH]} - \frac{MTRAB[STEPS]}{TTRABPL[MONTH]}$$

$$(B\text{-}6.5h)$$

$$\frac{MCORT[STEPS] - MCORT([STEPS] - NS)}{NS}$$

$$= \frac{MPLECF[STEPS]}{TPLCORT[MONTH]} - \frac{MCORT[STEPS]}{TCORTPL[MONTH]} \quad (B\text{-}6.5i)$$

6. 出生时的组织铅质量和血铅浓度

MPLECF[0]

$$= \frac{PBBLD0 * (VOLPLASM[0] + VOLRBC[0]) * \dfrac{TPLRBC}{NS}}{\dfrac{TRBCPL[0]}{NS}}$$

$$MRBC[0] = PBBLD0 * (VOLPLASM[0] + VOLRBC[0])$$

$$* \left[1 - 0.416 * \left(\frac{TPLRBC[0]}{TRBCPL[0]}\right)\right]$$

$$MPLASM[0] = \frac{MPLECF[0]}{0.416}$$

$$PBBLD0 = 0.85 * PBBLDMAT \qquad (B\text{-}7a)$$

$$MPLECF[0]$$

$$= \frac{PBBLD0 * VOLPLASM[0] + VOLRBC[0] * \left(\dfrac{TPLRBC}{NS}\right) * (1.7 - HCT0)}{\dfrac{TRBCPL[0]}{NS} + \dfrac{TPLRBC}{NS}}$$

$$(B\text{-}7b)$$

$$MRBC[0]$$

$$= \frac{PBBLD0 * (VOLPLASM[0] + VOLRBC[0]) * \dfrac{TRBCPL[0]}{NS}}{\dfrac{TRBCPL[0]}{NS} + \dfrac{TPLRBC}{NS}}$$

$$(B\text{-}7c)$$

$$MPLASM[0] = \frac{MPLECF[0]}{1.7 - HCT0} \qquad (B\text{-}7d)$$

$$MCORT[0] = 78.9 * PBBLD0 * WTCORT[0] \qquad (B\text{-}7e)$$

$$MKIDNEY[0] = 10.6 * PBBLD0 * WTKIDNEY[0] \qquad (B\text{-}7f)$$

$$MLIVER[0] = 13.0 * PBBLD0 * WTLIVER[0] \qquad (B\text{-}7g)$$

$$MOTHER[0] = 16.0 * PBBLD0 * WTOTHER[0] \qquad (B\text{-}7h)$$

$$MTRAB[0] = 51.2 * PBBLD0 * WTTRAB[0] \qquad (B\text{-}7i)$$

7. 算法(由微分方程的离散形式推导出的递推方程式)

$MPLECF[STEPS]$

$$= \frac{\left| \text{MPLECF}([\text{STEPS}]-\text{NS}) + \dfrac{\text{UPTAKE}[\text{MONTH}]}{\text{STEPS}} + \text{SUM3} \right|}{1+(\text{NS}*\text{SUM1}) - (\text{NS}*\text{SUM2})}$$

(B-8a)

$$\text{SUM1}[\text{STEPS}]$$

$$= \frac{1}{\text{TPLUR}[\text{MONTH}]} + \frac{1}{\text{TPLRBC2}} + \frac{1}{\text{TPLLIV}[\text{MONTH}]}$$

$$+ \frac{1}{\text{TPLKID}[\text{MONTH}]} + \frac{1}{\text{TPLOTH}[\text{MONTH}]}$$

$$+ \frac{1}{\text{TPLTRAB}[\text{MONTH}]} + \frac{1}{\text{TPLCORT}[\text{MONTH}]} \quad \text{(B-8b)}$$

$$\text{SUM2}[\text{STEPS}] = \frac{1}{\text{TPLRBC2}*\left(\dfrac{\text{TRBCPL}}{\text{NS}}+1\right)}$$

$$+ \frac{1}{\text{TPLLIV}[\text{MONTH}]*\left(\dfrac{\text{TLIVPL}[\text{MONTH}]}{\text{NS}}+\dfrac{\text{TPLLIV}[\text{MONTH}]}{\text{TLIVPALL}[\text{MONTH}]}+1\right)}$$

$$+ \frac{1}{\text{TPLKID}[\text{MONTH}]*\left(\dfrac{\text{TKIDPL}[\text{MONTH}]}{\text{NS}}+1\right)}$$

$$+ \frac{1}{\dfrac{\text{TOTHPL}[\text{MONTH}]}{\text{NS}}+\dfrac{\text{TOTHPL}[\text{MONTH}]}{\text{TOTHALL}}+1}$$

$$+ \frac{1}{\text{TPLTRAB}[\text{MONTH}]*\left(\dfrac{\text{TTRABPL}[\text{MONTH}]}{\text{NS}}+1\right)}$$

$$+ \frac{1}{\text{TPLCORT}[\text{MONTH}]*\left(\dfrac{\text{TCORT}[\text{MONTH}]}{\text{NS}}+1\right)}$$

(B-8c)

$$\text{SUM3}[\text{STEPS}] = \frac{\text{MRBC}([\text{STEPS}]-\text{NS})}{\dfrac{\text{TRBCPL}}{\text{NS}}+1}$$

$$+\cfrac{\text{MLIVER([STEPS]}-\text{NS})}{\cfrac{\text{TLIVER[MONTH]}}{\text{NS}}+\cfrac{\text{TLIVPL[MONTH]}}{\text{TLIVALL[MONTH]}}+1}$$

$$+\cfrac{\text{MKIDNEY([STEPS]}-\text{NS})}{\cfrac{\text{TKIDPL[MONTH]}}{\text{NS}}+1}$$

$$+\cfrac{\text{MOTHER([STEPS]}-\text{NS})}{\cfrac{\text{TOTHER[MONTH]}}{\text{NS}}+\cfrac{\text{TOTHPL[MONTH]}}{\text{TOTHALL}}+1}$$

$$+\cfrac{\text{MTRAB([STEPS]}-\text{NS})}{\cfrac{\text{TTRABPL[MONTH]}}{\text{NS}}+1}+\cfrac{\text{MCORT([STEPS]}-\text{NS})}{\cfrac{\text{TCORTPL[MONTH]}}{\text{NS}}+1}$$

$$(\text{B-8d})$$

MRBC[STEPS]

$$=\cfrac{\text{MRBC([STEPS]}-\text{NS})+\text{MPLECF}*\cfrac{\text{NS}}{\text{TPLRBC2}}}{1+\cfrac{\text{NS}}{\text{TRBCPL}}} \qquad (\text{B-9a})$$

MLIVER[STEPS]

$$=\cfrac{\text{MLIVER([STEPS]}-\text{NS})+\text{MPLECF[STEPS]}*\cfrac{\text{NS}}{\text{TPLLIV[MONTH]}}}{1+\cfrac{\text{NS}}{\text{TLIVALL[MONTH]}}}$$

$$(\text{B-9b})$$

MKIDNEY[STEPS]

$$=\cfrac{\text{MKIDNEY([STEPS]}-\text{NS})+\text{MPLECF[STEPS]}*\cfrac{\text{NS}}{\text{TPLKID[MONTH]}}}{1+\cfrac{\text{NS}}{\text{TKIDPL[MONTH]}}}$$

$$(\text{B-9c})$$

MOTHER[STEPS]

$$= \frac{MOTHER([STEPS]-NS) + MPLECF[STEPS] * \dfrac{NS}{TPLOTH[MONTH]}}{1 + \dfrac{NS}{TOTHALL}}$$

$$(B-9d)$$

$MTRAB[STEPS]$

$$= \frac{MTRAB([STEPS]-NS) + MPLECF[STEPS] * \dfrac{NS}{TPLTRAB[MONTH]}}{1 + \dfrac{NS}{TTRABPL[MONTH]}}$$

$$(B-9e)$$

$MCORT[STEPS]$

$$= \frac{MCORT([STEPS]-NS) + MPLECF[STEPS] * \dfrac{NS}{TPLCORT[MONTH]}}{1 + \dfrac{NS}{TCORTPL[MONTH]}}$$

$$(B-9f)$$

$MPLASM[STEPS]$

$$= \frac{MPLECF[STEPS] * VOLPLASM[MONTH]}{VOLECF[MONTH] + VOLPLASM[MONTH]} \qquad (B-9g)$$

$TOTHALL$

$$= \frac{1}{\dfrac{1}{TOTHPL[MONTH]} + \dfrac{1}{TOTHOUT[MONTH]}} \qquad (B-9h)$$

$$TLIVALL[STEPS] = \frac{1}{\dfrac{1}{TLIVPL[MONTH]} + \dfrac{1}{TLIVFEC[MONTH]}}$$

$$(B-9i)$$

8. 血铅浓度

$$BLOOD[STEPS] = \sum_{t=1}^{STEPS} \frac{MRBC[t] + MPLASM[t]}{VOLBLOOD([MONTH]-1)}$$

$NS = 1/$ 每天迭代次数

$$(B-10a)$$

$$STEPS = 30/\ NS = 每月迭代次数 \qquad (B\text{-}10b)$$

$$PBBLOODEND[MONTH] = \frac{BLOOD[STEPS]}{STEPS} \qquad (B\text{-}10c)$$

附录 B IEUBK 模型中
的交叉数据表

下表包含参数名称和相关联的值或 IEUBK 方程。参数名称根据相应的模型组件（例如，暴露）按字母顺序列出。斜体部分的参数是用户输入。这些参数是 IEUBKwin 模型数据窗口（对象）的变量。

下表中的值显示小数点后的三位数字。血铅浓度报告为小数点后的一位数，其余 IEUBKwin 模型的输出为小数点后三位数字。在 IEUBKwin 模型中，模型的计算精度由输入值的精度确定。此外，对于某些输入参数，如果不合理或不相关，模型会警告用户（例如，三百万分之一[ppm]或−1ppm）。

IEUBKwin 模型交叉数据

组件	参数名		方程号或默认值	
	V.1.1	V.1.0	V.1.1	V.1.0
吸收	ABSD	ABSD	0.300	0.300
吸收	ABSF	ABSF	0.500	0.500
吸收	ABSO	ABSO	0.000	0.000
吸收	ABSS	ABSS	0.300	0.300
吸收	ABSW	ABSW	0.500	0.500
暴露	air_absorp[AGE]	air_absorp[AGE]	32.000	32.000

组件	参数名		方程号或默认值	
	V1.1	V1.0	V1.1	V1.0
暴露	air_concentration [AGE]	air_concentration [AGE]	0.100	0.100
生物动力学	ALLOMET[15]	ALLOMET[15]	0.333	0.333
吸收	AVD	AVD	1.000	1.000
吸收	AVF	AVF	1.000	1.000
暴露	AvgHouseDust	AvgHouseDust	150.000	150.000
暴露	AvgMultiSrc	AvgMultiSrc	150.000	150.000
吸收	AVINTAKE [MONTH]	UPPOTEN	U-1g, …, k U-2	U-1g, …, k U-2
吸收	AVPO	AVP	1.000	1.000
吸收	AVS	AVS	1.000	1.000
吸收	AVW	AVW	1.000	1.000
暴露	beverage[AGE]	beverage[AGE]	E-4d	0.491 0.650 1.170 1.088 0.988 1.023 1.053
暴露	beverage_Conc	—	0.002109	—

续表

组件	参数名		方程号或默认值	
	V1.1	V1.0	V1.1	V1.0
暴露	beverage_Consump [AGE]	—	87.993 116.487 209.677 194.982 177.061 183.333 188.710	—
生物动力学	BLOOD[STEPS]	BLOOD[STEPS]	B-10a,c	B-10a,c
概率分布	blood[t]	blood[t]	—	—
暴露	bread[AGE]	bread[AGE]	E-4e	0.090 0.286 0.240 0.300 0.360 0.408 0.503
暴露	breadConc	—	0.008927	—
暴露	bread_Consump[AGE]	—	4.992 15.862 13.311 16.639 19.967 22.629 27.898	—

组件	参数名		方程号或默认值	
	V1.1	V1.0	V1.1	V1.0
暴露	can_fruit[AGE]	can_fruit[AGE]	E-4f	1.811 1.063 1.058 0.999 0.940 0.969 1.027
暴露	canFruitConc	—	0.023873	—
暴露	canFruit_Consump[AGE]	—	13.941 8.183 8.145 7.691 7.236 7.460 7.906	—
暴露	candy[AGE]	candy[AGE]	E-4h	0.219 0.248 0.724 0.537 0.352 0.326 0.274
暴露	candyConc	—	0.011554	—

续表

组件	参数名		方程号或默认值	
	V1.1	V1.0	V1.1	V1.0
暴露	Candy_Consump [AGE]	—	9.955 11.273 32.909 24.409 16.000 14.818 12.455	—
暴露	canVegConc	—	0.004003	—
暴露	canVeg_Consump [AGE]	—	0.668 2.274 2.563 2.662 2.771 2.626 2.356	—
生物动力学	CONRBC	CONRBC	1200.000	1200.000
暴露	*constant_dust_conc* [AGE]	*constant_dust_conc* [AGE]	200.000	200.000
暴露	*constant_indoor_dust*	*constant_indoor_dust*	200.000	200.000
暴露	*constant_outdoor_dust*	*constant_outdoor_dust*	200.000	200.000
暴露	*constant_outdoor_soil*	*constant_outdoor_soil*	200.000	200.000
暴露	*constant_soil_conc* [AGE]	*constant_soil_conc* [AGE]	200.000	200.000

组件	参数名		方程号或默认值	
	V1.1	V1.0	V1.1	V1.0
暴露	constant_water_conc	constant_water_conc	4.000	4.000
暴露	contrib_percent	contrib_percent	0.700	0.700
生物动力学	CRBONEBL[MONTH]	CRBONEBL[MONTH]	B-1h B-4c	B-1h B-4c
生物动力学	CRKIDBL[MONTH]	CRKIDBL[MONTH]	B-2h B-4a	B-2h B-4a
生物动力学	CRLIVBL[MONTH]	CRLIVBL[MONTH]	B-2e,f B-4b	B-2e,f B-4b
生物动力学	CROTHBL[MONTH]	CROTHBL[MONTH]	B-2n,o B-4b	B-2n,o B-4d
暴露	Cutoff	Cutoff	10	10
暴露	dairy[AGE]	dairy[AGE]	E-4i	0.834 0.705 0.769 0.765 0.762 0.811 0.910
暴露	dairyConc	—	0.004476	—
暴露	dairy_Consump[AGE]	—	41.784 35.321 38.527 38.327 38.176 40.631 45.591	—

续表

组件	参数名		方程号或默认值	
	V1.1	V1.0	V1.1	V1.0
暴露	DAYCARE[AGE]	DAYCARE[AGE]	E-9c E-12d	E-9c E-12d
暴露	DaycareFraction	DaycareFraction	0.000	0.000
暴露	DaycareConc	DaycareConc	200.000	200.000
暴露	diet_intake[AGE]	diet_intake[AGE]	3.160 2.600 2.870 2.740 2.610 2.740 2.990	5.530 5.780 6.490 6.240 6.010 6.340 7.000
暴露	DietTotal[AGE]	DietTotal[AGE]	E-4b	E-4b
生物动力学	DOTHER[0]	DOTHER[0]	—	—
暴露	dust_indoor[AGE]	dust_indoor[AGE]	200.000	200.000
暴露	DustTotal[AGE]	DustTotal[AGE]	E-9b E-10 E-12b, …,f	E-9b E-10 E-12b, …,f
生物动力学	EXPR[0]	EXPR[0]	—	—

组件	参数名		方程号或默认值	
	V1.1	V1.0	V1.1	V1.0
暴露	f_fruit[AGE]	f_fruit[AGE]	E-4j	0.039 0.196 0.175 0.175 0.179 0.203 0.251
暴露	fFruitCone	—	0.004462	—
暴露	fFruit_Consump[AGE]	—	2.495 12.540 11.196 11.196 11.452 12.988 16.059	—
暴露	FirstDrawConc	FirstDrawConc	4.000	4.000
暴露	FirstDrawFraction	FirstDrawFraction	0.500	0.500
暴露	formula[AGE]	formula[AGE]	E-4l	0.340 0.173 0.006 0.000 0.000 0.000 0.000
暴露	formulaConc	—	0.002433	—

续表

组件	参数名		方程号或默认值	
	V1.1	V1.0	V1.1	V1.0
暴露	formula_Consump[AGE]	—	45.153 22.975 0.797 0.000 0.000 0.000 0.000	—
暴露	FountainConc	FountainConc	10.000	10.000
暴露	FountainFraction	FountainFraction	0.150	0.150
暴露	fruitFraction	fruitFraction	E-5c	E-5c
暴露	f_veg[AGE]	f_veg[AGE]	E-4k	0.148 0.269 0.475 0.466 0.456 0.492 0.563
暴露	fVegConc	—	0.006719	—
暴露	fVeg_Consump[AGE]	—	8.773 15.945 28.156 27.623 27.030 29.164 33.373	—

组件	参数名		方程号或默认值	
	V1.1	V1.0	V1.1	V1.0
概率分布	geo_mean	geo_mean	—	—
概率分布	GSD	GSD	—	1.600
生物动力学	HCT0	HCT0	—	0.450
暴露	—	home_fruit_consump [AGE]	—	38.481 69.000 63.166 61.672 61.848 67.907 80.024
暴露	—	home_veg_consump [AGE]	—	56.840 106.500 155.750 157.340 158.930 172.500 199.650
暴露	HomeFlushedConc	HomeFlushedConc	1.000	1.000
暴露	HomeFlushedFraction	HomeFlushedFraction	0.000	0.000
暴露	HouseFraction	HouseFraction	1.000	1.000
暴露，吸收	$INAIR[AGE]$	$INAIR[AGE]$	E-3 U-4	E-3 U-4
暴露	InBeverage[AGE]	InBeverage[AGE]	E-4c E-5r	E-4c E-5o

组件	参数名		方程号或默认值	
	V1.1	V1.0	V1.1	V1.0
暴露	InBread[AGE]	InBread[AGE]	E-4c E-5p	E-4c E-5m
暴露	InCandy[AGE]	InCandy[AGE]	E-4c E-5s	E-4c E-5p
暴露	InCanFruit[AGE]	InCanFruit[AGE]	E-4b E-5g	E-4b E-5d
暴露	InCanVeg[AGE]	InCanVeg[AGE]	E-4b E-5e	E-4b E-5b
暴露	InDairy[AGE]	InDairy[AGE]	E-4c E-5m	E-4c E-5j
暴露, 吸收	INDIET[AGE]	INDIET[AGE]	E-4a,b U-1a,g U-2	E-4a,b U-1a,g U-2
暴露	IndoorConc[AGE]	IndoorConc[AGE]	E-1 E-2	E-1 E-2
暴露	indoorpercent	indoorpercent	30.000	30.000
暴露, 吸收	INDUSTA[AGE]	INDUSTA[AGE]	E-9c U-1d,j U-2	E-9c U-1d,j U-2
暴露, 吸收	INDUST[AGE]	INDUST[AGE]	E-9a,b,e U-1c,i U-2	E-9a,b,e U-1c,i U-2

组件	参数名		方程号或默认值	
	V1.1	V1.0	V1.1	V1.0
暴露	infant[AGE]	infant[AGE]	E-4m	1.294 0.655 0.016 0.000 0.000 0.000 0.000
暴露	infantConc	—	0.004047	—
暴露	infant_Consump [AGE]	—	131.767 66.905 1.634 0.000 0.000 0.000 0.000	—
暴露	InFish[AGE]	InHomeFish[AGE]	E-4b E-5k	E-4b E-5h
生物动力学	INFLOW[STEPS]	INFLOW[STEPS]	B-6a,b B-6.5a,b	B-6a,b B-6.5a,b
暴露	InFormula[AGE]	InFormula[AGE]	E-4c E-5u	E-4c E-5r
暴露	InFrFruit[AGE]	InFrFruit[AGE]	E-4b E-5h	E-4b E-5e
暴露	InFrVeg[AGE]	InFrVeg[AGE]	E-4b E-5f	E-4b E-5c

组件	参数名		方程号或默认值	
	V1.1	V1.0	V1.1	V1.0
暴露	InGame[AGE]	InGame[AGE]	E-4b E-5l	E-4b E-5i
暴露	InHomeFruit[AGE]	InHomeFruit[AGE]	E-4b E-5i	E-4b E-5f
暴露	InHomeVeg[AGE]	InHomeVeg[AGE]	E-4b E-5j	E-4b E-5g
暴露	InInfant[AGE]	InInfant[AGE]	E-4c E-5v	E-4c E-5s
暴露	InJuice[AGE]	InJuice[AGE]	E-4c E-5n	E-4c E-5k
暴露	InMeat[AGE]	InMeat[AGE]	E-4b E-5d	E-4b E-5a
暴露	InNuts[AGE]	InNuts[AGE]	E-4c E-5o	E-4c E-5i
暴露	INOTHER[AGE]	INOTHER[AGE]	0.000	0.000
暴露	InOtherDiet[AGE]	InOtherDiet[AGE]	E-4b,c	E-4b,c
暴露	InPasta[AGE]	InPasta[AGE]	E-4c E-5q	E-4c E-5n
暴露	InSauce[AGE]	InSauce[AGE]	E-4c E-5t	E-4c E-5q
暴露,吸收	INSOIL[AGE]	INSOIL[AGE]	E-8a,b U-1e,k U-2	E-8a,b U-1b,h U-2
暴露,吸收	INWATER[AGE]	INWATER[AGE]	E-6a,b U-1b,h U-2	E-6a,b U-1b,h U-2

组件	参数名		方程号或默认值	
	V1.1	V1.0	V1.1	V1.0
暴露	juices[AGE]	juices[AGE]	E-4n	0.049 0.283 0.381 0.381 0.381 0.477 0.667
暴露	juiceConc	—	0.004292	—
暴露	juice_Consump[AGE]	—	2.018 11.656 15.692 15.692 15.692 19.646 27.471	—
生物动力学	KPLECF[0]	KPLECF[0]	—	—
生物动力学	MCORT[0]	MCORT[0]	B-7e	B-7e
生物动力学	MCORT[STEPS]	MCORT[STEPS]	B-6b,i B-6.5b,i B-7e B-8d B-9f	B-6b,i B-6.5b,i B-7e B-8d B-9f

续表

组件	参数名		方程号或默认值	
	V1.1	V1.0	V1.1	V1.0
暴露	meat[AGE]	meat[AGE]	E-4o	0.226 0.630 0.811 0.871 0.931 1.008 1.161
暴露	meatConc	—	0.007822	—
暴露	meat_Consump[AGE]	—	12.500 29.605 38.111 40.930 43.750 47.368 54.558	—
暴露	meat_Consump[AGE]	fish[AGE]	12.500 29.605 38.111 40.930 43.750 47.368 54.558	29.551 87.477 95.700 101.570 107.441 111.948 120.961
暴露	meat_Consump[AGE]	game[t]	12.500 29.605 38.111 40.930 43.750 47.368 54.558	29.551 87.477 95.700 101.570 107.441 111.948 120.961

组件	参数名		方程号或默认值	
	V1.1	V1.0	V1.1	V1.0
暴露	meatFraction	meatFraction	E-5a	E-5a
生物动力学	MKIDNEY[0]	MKIDNEY[0]	B-7f	B-7f
生物动力学	MKIDNEY[STEPS]	MKIDNEY[STEPS]	B-6b,f B-6.5b,f B-7f B-8d B-9c	B-6b,f B-6.5b,f B-7f B-8d B-9c
生物动力学	MLIVER[0]	MLIVER[0]	B-7g	B-7g
生物动力学	MLIVER[STEPS]	MLIVER[STEPS]	B-6b,e B-6.5b,e B-7g B-8d B-9b	B-6b,e B-6.5b,e B-7g B-8d B-9b
生物动力学	MOTHER[0]	MOTHER[0]	B-7h	B-7h
生物动力学	MOTHER[STEPS]	MOTHER[STEPS]	B-6b,g B-6.5b,g B-7h B-8d B-9d	B-6b,g B-6.5b,g B-7h B-8d B-9d
生物动力学	MPLASM[0]	MPLASM[0]	B-7d	B-7d
生物动力学	MPLASM[STEPS]	MPLASM[STEPS]	B-7d B-9g B-10a	B-7d B-9g B-10a
生物动力学	MPLECF[0]	MPLECF[0]	B-7b,d	B-7b,d

续表

组件	参数名		方程号或默认值	
	V1.1	V1.0	V1.1	V1.0
生物动力学	MPLECF[STEPS]	MPLECF[STEPS]	B-6a,c, ···,i B-6.5a, c,···,i B-7b,d B-8a B-9a, ···,g	B-6a,c, ···,i B-6.5a, c,···,i B-7b,d B-8a B-9a, ···,g
生物动力学	MRBC[0]	MRBC[0]	B-7c	B-7c
生物动力学	MRBC[STEPS]	MRBC[STEPS]	B-6b,d B-6.5b,d B-7c B-8d B-9a B-10a	B-6b,d B-6.5b,d B-7c B-8d B-9a B-10a
生物动力学	MTRAB[0]	MTRAB[0]	B-7i	B-7i
生物动力学	MTRAB[STEPS]	MTRAB[STEPS]	B-6b,h B-6.5b,h B-7i B-8d B-9e	B-6b,h B-6.5b,h B-7i B-8d B-9e
暴露	multiply_factor	multiply_factor	—	100.000
生物动力学	NBCORT	NBCORT	0.400	0.400

组件	参数名		方程号或默认值	
	V1.1	V1.0	V1.1	V1.0
生物动力学	NBTRAB	NBTRAB	0.200	0.200
暴露	nuts[AGE]	nuts[AGE]	E-4p	0.0010 0.0110 0.0100 0.0110 0.0110 0.0110 0.0100
暴露	nutsConc	—	0.005798	—
暴露	nuts_Consump[AGE]	—	0.087 0.962 0.875 0.962 0.962 0.962 0.875	—
暴露	OCCUP[AGE]	OCCUP[AGE]	E-9c E-12b	E-9c E-12b
暴露	OccupConc	OccupConc	—	1200.000
暴露	OccupFraction	OccupFraction	—	0.000
暴露	OTHER[AGE]	OTHER[AGE]	E-9c E-12f	E-9c E-12f
暴露	OtherConc	OtherConc	—	1200.000
暴露	OtherFraction	OtherFraction	0.000	0.000
暴露	other_intake	other_intake	0.000	0.000

组件	参数名		方程号或默认值	
	V1.1	V1.0	V1.1	V1.0
生物动力学	OUTFLOW[STEPS]	OUTFLOW[STEPS]	B-6a,c B-6.5a,c	B-6a,c B-6.5a,c
吸收	PAFD	PAFD	—	0.200
吸收	PAFF	PAFF	—	0.200
吸收	PAFP	PAFP	—	0.200
吸收	PAFS	PAFS	—	0.200
吸收	PAFW	PAFW	—	0.200
暴露	pasta[AGE]	pasta[AGE]	E-4q	0.239 0.434 0.603 0.595 0.587 0.623 0.693
暴露	pastaConc	—	0.006163	—
暴露	pasta_Consump [AGE]	—	10.409 18.902 26.263 25.915 25.566 27.134 30.183	—
生物动力学	PBBLD0	PBBLD0	B-7a,b, c,e,…,i	B-7a,b, c,e,…,i
生物动力学	PBBLDMAT	PBBLDMAT	1.0	2.500

续表

组件	参数名		方程号或默认值	
	V1.1	V1.0	V1.1	V1.0
生物动力学	PBBLOODEND [MONTH]	PBBLOODEND [MONTH]	B-10c	B-10c
生物动力学	RATBLPL	RATBLPL	—	100.000
生物动力学	RATFECUR	RATFECUR	—	0.750
生物动力学	RATOUTFEC	RATOUTFEC	—	0.750
生物动力学	RCORT0	RCORT0	—	78.900
生物动力学	RECSUM[STEPS]	RECSUM[0]	—	—
生物动力学	ResCoef[15]	ResCoef[15]	—	0.100 20.000 10.000 10.000 10.000 1.000 100.000 0.750 0.750 0.000 0.000 0.000 0.000 0.000 0.000
生物动力学	RKIDNEY0	RKIDNEY	—	10.600
生物动力学	RLIVER0	RLIVER	—	13.000

续表

组件	参数名		方程号或默认值	
	V1.1	V1.0	V1.1	V1.0
生物动力学	ROTHER0	ROTHER0	—	16.000
生物动力学	RTRAB0	RTRAB0	—	51.200
吸收	SATINTAKE2	SATINTAKE	—	100.000
吸收	SATUPTAKE [MONTH]	SATUPTAKE [MONTH]	U-1g, ···, k U-3	U-1g, ···, k U-3
暴露	sauce[AGE]	sauce[AGE]	E-4r	0.021 0.061 0.071 0.088 0.104 0.105 0.105
暴露	sauceConc	—	0.010215	—
暴露	Sauce_Consump[AGE]	—	1.647 4.784 5.569 6.902 8.157 8.235 8.235	—
暴露	SCHOOL[AGE]	SCHOOL[AGE]	E-9c E-12c	E-9c E-12c
暴露	SchoolConc	SchoolConc	—	200.000

续表

组件	参数名		方程号或默认值	
	V1.1	V1.0	V1.1	V1.0
暴露	SchoolFraction	SchoolFraction	—	0.000
暴露	SECHOME[AGE]	SECHOME[AGE]	E-9c E-12e	E-9c E-12e
暴露	SecHomeConc	SecHomeConc	—	200.000
暴露	SecHomeFraction	SecHomeFraction	—	0.000
暴露	soil_content[AGE]	soil_content[AGE]	—	200.000
暴露	soil_indoor[AGE]	soil_indoor[AGE]	E-9b,d E-11a, …,d	E-9b,d E-11a, …,d
暴露	soil_ingested[AGE]	soil_ingested[AGE]	—	0.085 0.135 0.135 0.135 0.100 0.090 0.085
生物动力学	STEPS	STEPS	B-10b	B-10b
生物动力学	SUM1[STEPS]	SUM1[STEPS]	B-8a,b	B-8a,b
生物动力学	SUM2[STEPS]	SUM2[STEPS]	B-8a,c	B-8a,c
生物动力学	SUM3[STEPS]	SUM3[STEPS]	B-8a,d	B-8a,d
生物动力学	TBLBONE	TBLBONE[MONTH]	B-1e,h B-2i,k	B-1e,h B-2i,k
生物动力学	TBLFEC	TBLFEC[MONTH]	B-1f,g B-2e,f	B-1f,g B-2e,f

续表

组件	参数名		方程号或默认值	
	V1.1	V1.0	V1.1	V1.0
生物动力学	TBLKID	TBLKID[MONTH]	B-1d,g B-2g,h	B-1d,g B-2g,h
生物动力学	TBLLIV	TBLLIV[MONTH]	B-1b B-2d,e	B-1b B-2d,e
生物动力学	TBLOTH	TBLOTH[MONTH]	B-1c B-2m,n	B-1c B-2m,n
生物动力学	TBLOUT	TBLOUT[MONTH]	B-1g B-2n,o	B-1g B-2n,o
生物动力学	TBLUR	TBLUR[MONTH]	B-1a,f B-2c	B-1a,f B-2c
生物动力学	TBONEBL	TBONEBL[MONTH]	B-1h B-2j,l	B-1h B-2j,l
生物动力学	TCORTPL[MONTH]	TCORTPL[MONTH]	B-2l B-6b,i B-6.5b,i B-8c,d B-9f	B-2l B-6b,i B-6.5b,i B-8c,d B-9f
暴露	time_out[AGE]	time_out[AGE]	—	1.000 2.000 3.000 4.000 4.000 4.000 4.000
生物动力学	TimeSteps	TimeSteps	—	1/6

组件	参数名		方程号或默认值	
	V1.1	V1.0	V1.1	V1.0
生物动力学	TKIDPL[MONTH]	TKIDPL[MONTH]	B-2h B-6b,f B-6.5b,f B-8c,d B-9c	B-2h B-6b,f B-6.5b,f B-8c,d B-9c
生物动力学	TLIVALL	TLIVALL	B-8c,d B-9b,i	B-8c,d B-9b,i
生物动力学	TLIVFEC[MONTH]	TLIVFEC[MONTH]	B-2e,f B-4i B-6e B-6.5e	B-2e,f B-4i B-6e B-6.5e
生物动力学	TLIVPL[MONTH]	TLIVPL[MONTH]	B-2e B-6b,e B-6.5b,e B-8c,d B-9i	B-2e B-6b,e B-6.5b,e B-8c,d B-9i
暴露	TotAltSource	TotAltSource	—	—
生物动力学	TOTHALL	TOTHALL[MONTH]	B-8c,d B-9d,h	B-8c,d B-9d,h
生物动力学	TOTHOUT[MONTH]	TOTHOUT[MONTH]	B-2o B-6g B-6.5g B-9h	B-2o B-6g B-6.5g B-9h

续表

组件	参数名		方程号或默认值	
	V1.1	V1.0	V1.1	V1.0
生物动力学	TOTHPL[MONTH]	TOTHPL[MONTH]	B-2n B-6b,g B-6.5b,g B-8c,d B-9h	B-2n B-6b,g B-6.5b,g B-8c,d B-9h
生物动力学	TPLCORT[MONTH]	TPLCORT[MONTH]	B-2k B-6c,i B-6.5c,i B-8b,c B-9e,f	B-2k B-6c,i B-6.5c,i B-8b,c B-9e,f
生物动力学	TPLKID[MONTH]	TPLKID[MONTH]	B-2g B-6c,f B-6.5c,f B-8b,c B-9c	B-2g B-6c,f B-6.5c,f B-8b,c B-9c
生物动力学	TPLLIV[MONTH]	TPLLIV[MONTH]	B-2d B-6c,e B-6.5c,e B-8b,c B-9b	B-2d B-6c,e B-6.5c,e B-8b,c B-9b
生物动力学	TPLOTH[MONTH]	TPLOTH[MONTH]	B-2m, B-6c,g B-6.5c,g B-8b,c B-9d	B-2m, B-6c,g B-6.5c,g B-8b,c B-9d

续表

组件	参数名		方程号或默认值	
	V1.1	V1.0	V1.1	V1.0
生物动力学	TPLRBC	TPLRBC	B-2a,b B-2.5 B-7b,c	B-2a,b B-2.5 B-7b,c
生物动力学	TPLRBC2	TPLRBC2[STEPS]	B-2.5 B-6c,d B-6.5c,d B-8b,c B-9a	B-2.5 B-6c,d B-6.5c,d B-8b,c B-9a
生物动力学	TPLTRAB[MONTH]	TPLTRAB[MONTH]	B-2i B-6c,h B-6.5c,h B-8b,c B-9e	B-2i B-6c,h B-6.5c,h B-8b,c B-9e
生物动力学	TPLUR[MONTH]	TPLUR[MONTH]	B-2c B-6c B-6.5c B-8b	B-2c B-6c B-6.5c B-8b
生物动力学	TRBCPL	TRBCPL	B-2b B-6b,d B-6.5b,d B-7b,c B-8c,d B-9a	B-2b B-6b,d B-6.5b,d B-7b,c B-8c,d B-9a

组件	参数名		方程号或默认值	
	V1.1	V1.0	V1.1	V1.0
生物动力学	TTRABPL[MONTH]	TTRABPL[MONTH]	B-2j B-6b,h B-6.5b,h B-8c,d B-9e	B-2j B-6b,h B-6.5b,h B-8c,d B-9e
暴露	TWA[AGE]	TWA[AGE]	E-2 E-3	E-2 E-3
吸收	UPAIR[MONTH]	UPAIR[MONTH]	U-4 U-5	U-4 U-5
吸收	UPDIET[MONTH]	UPDIET[MONTH]	U-1a,g U-5	U-1a,g U-5
吸收	UPDUSTA[MONTH]	UPDUSTA[MONTH]	U-1d,j U-5	U-1d,j U-5
吸收	UPDUST[MONTH]	UPDUST[MONTH]	U-1c,i U-5	U-1c,i U-5
吸收	UPOTHER[MONTH]	UPOTHER[MONTH]	U-1f U-5	U-1f U-5
吸收	UPSOIL[MONTH]	UPSOIL[MONTH]	U-1e,k U-5	U-1e,k U-5
生物动力学	UPTAKE[MONTH]	UPTAKE[MONTH]	B-6a B-6.5a B-8a	B-6a B-6.5a B-8a
吸收	UPWATER [MONTH]	UPWATER [MONTH]	U-1b,h U-5	U-1b,h U-5
暴露	UserFishConc	UserFishConc	—	0.000

续表

组件	参数名		方程号或默认值	
	V1.1	V1.0	V1.1	V1.0
暴露	userFishFraction	userFishFraction	—	0.000
暴露	userFruitConc	userFruitConc	—	0.000
暴露	userFruitFraction	userFruitFraction	—	0.000
暴露	userGameConc	userGameConc	—	0.000
暴露	userGameFraction	userGameFraction	—	0.000
暴露	userVegConc	userVegConc	—	0.000
暴露	userVegFraction	userVegFraction	—	0.000
暴露	vary_indoor	vary_indoor	—	—
暴露	vary_outdoor	vary_outdoor	—	—
暴露	vegFraction	vegFraction	E-5b	E-5b
暴露	vent_rate[AGE]	vent_rate[AGE]	—	2.000 3.000 5.000 5.000 5.000 7.000 7.000
生物动力学	VOLBLOOD[MONTH]	VOLBLOOD[MONTH]	B-1h B-2e, f,h,n,o B-5a, d,e,m B-10a	B-1h B-2e, f,h,n,o B-5a, d,e,m B-10a

组件	参数名		方程号或默认值	
	V1.1	V1.0	V1.1	V1.0
生物动力学	VOLECF[MONTH]	VOLECF[MONTH]	B-5d B-9g	B-5d B-9g
生物动力学	VOLPLASM[0]	VOLPLASM[0]	B-7b,c	B-7b,c
生物动力学	VOLPLASM[MONTH]	VOLPLASM[MONTH]	B-5c B-7b,c B-9g	B-5c B-7b,c B-9g
生物动力学	VOL	VOLRBC(0)	B-7b,c	B-7b,c
生物动力学	VOLRBC[MONTH]	VOLRBC[MONTH]	B-2.5 B-5b	B-2.5 B-5b
暴露	water_consumption[AGE]	water_consumption[AGE]	—	0.200 0.500 0.520 0.530 0.550 0.580 0.590
暴露	weight_soil	weight_soil	—	45.000
生物动力学	WTBLOOD[MONTH]	WTBLOOD[MONTH]	B-5l,m	B-5l,m
吸收, 生物动力学	WTBODY[MONTH]	WTBODY[MONTH]	U-3 B-1a, …,e B-5f,g,l	U-3 B-1a, …,e B-5f,g,l
生物动力学	WTBONE[MONTH]	WTBONE[MONTH]	B-5g,h,i	B-5g,h,i
生物动力学	WTCORT[0]	WTCORT[0]	B-7e	B-7e

续表

组件	参数名		方程号或默认值	
	V1.1	V1.0	V1.1	V1.0
生物动力学	WTCORT[MONTH]	WTCORT[MONTH]	B-1h B-5h,l B-7e	B-1h B-5h,l B-7e
生物动力学	WTECF[MONTH]	WTECF[MONTH]	B-5e,l	B-5e,l
生物动力学	WTKIDNEY[0]	WTKIDNEY[0]	B-7f	B-7f
生物动力学	WTKIDNEY[MONTH]	WTKIDNEY[MONTH]	B-2h B-5j,l B-7f	B-2h B-5j,l B-7f
生物动力学	WTLIVER[0]	WTLIVER[0]	B-7g	B-7g
生物动力学	WTLIVER[MONTH]	WTLIVER[MONTH]	B-2e,f B-5k,l B-7g	B-2e,f B-5k,l B-7g
生物动力学	WTOTHER[0]	WTOTHER[0]	B-7h	B-7h
生物动力学	WTOTHER[MONTH]	WTOTHER[MONTH]	B-2n,o B-5l B-7h	B-2n,o B-5l B-7h
生物动力学	WTTRAB[0]	WTTRAB[0]	B-7i	B-7i
生物动力学	WTTRAB[MONTH]	WTTRAB[MONTH]	B-1h B-5i,l B-7i	B-1h B-5i,l B-7i

附录 C IEUBK 模型中的参数说明

参 数 名	说 明
ABSD	低饱和状态下总的灰尘吸收（最大吸收系数，主动的）
ABSF	低饱和状态下总的食物吸收（最大吸收系数，主动的）
ABSO	低饱和状态下从摄入的涂料中的吸收（最大吸收系数，主动的）
ABSS	低饱和状态下从摄入的土壤中的吸收部分（最大吸收系数，主动的）
ABSW	低饱和状态下总的水的吸收（最大吸收系数，主动的）
air_absorp[AGE]	肺吸收的空气铅的净百分数
air_concentration[AGE]	室外空气铅浓度
ALLOMET[15]	存储数组
AVD	可获得的灰尘份额
AVF	可获得的膳食份额
AvgHouseDust	家庭平均灰尘浓度
AvgMultiSrc	多源分析平均值

续表

参　数　名	说　　明
AVINTAKE[MONTH]	总的铅摄入
AVO	可获得的油漆份额
AVS	可获得的土壤份额
AVW	可获得的水份额
beverage[AGE]	不同年龄儿童饮料铅的摄入量
beverageConc	饮料铅浓度
beverage_Consump[AGE]	每天饮料的消费量
BLOOD[STEPS]	血铅浓度
bread[AGE]	不同年龄的儿童从面包中摄入的铅
breadConc	面包中的铅浓度
bread_Consump[AGE]	每天面包的消费量
can_fruit[AGE]	不同年龄儿童从水果罐头中摄入的铅
canFruitConc	水果罐头中的铅浓度
canFruit_Consump[AGE]	每天水果罐头的消费量
can_veg[AGE]	不同年龄的儿童从蔬菜罐头中摄入的铅
candy[AGE]	不同年龄的儿童从糖果中摄入的铅
candyConc	糖果铅浓度
candy_Consump[AGE]	每天的糖果消费量
canVegConc	蔬菜罐头铅浓度
canVeg_Consump[AGE]	每天蔬菜罐头的消费量
CONRBC	红血细胞最大铅浓度容量

参 数 名	说 明
constant_dust_conc[AGE]	粉尘铅浓度
constant_indoor_dust	室内粉尘铅浓度
constant_outdoor_dust	室外粉尘铅浓度
constant_outdoor_soil	室外土壤铅浓度
constant_soil_conc[AGE]	土壤铅浓度
constant_water_conc	饮水铅浓度
contrib_percent	室内粉尘和土壤铅浓度的比率
CRBONEBL[MONTH]	骨铅和血铅浓度的比率
CRKIDBL[MONTH]	肾铅和血铅浓度的比率
CRLIVBL[MONTH]	肝铅和血铅浓度的比率
CROTHBL[MONTH]	其他软组织铅和血铅的比率
Cutoff	重要的血铅水平
dairy[AGE]	从乳制品摄入的铅
dairyConc	乳制品中的铅浓度
dairy_Consump[AGE]	每天消费的乳制品
DAYCARE[AGE]	从托儿所摄入的粉尘铅
DaycareConc	托儿所粉尘铅浓度
DaycareFraction	从托儿所摄入的粉尘占整个粉尘的份额
diet_intake[AGE]	用户指定的膳食铅摄入量
DietTotal[AGE]	膳食摄入量
dust_indoor[AGE]	用户指定的室内铅尘浓度

参 数 名	说　明
DustTotal[AGE]	每天摄入的铅尘总量
EXPR[0]	红血细胞的可用铅容量
f_fruit[AGE]	来自新鲜水果的铅摄入量(假设没有自己种植的水果可供消费)
fFruitConc	新鲜水果中的铅浓度
fFruit_Consump[AGE]	每天消费的新鲜水果
f_veg[AGE]	来自新鲜蔬菜的铅摄入量(假设没有自己种植的蔬菜可供消费)
fVegConc	新鲜蔬菜中的铅浓度
fVeg_Consump[AGE]	每天消费的新鲜蔬菜
FirstDrawConc	水铅浓度
FirstDrawFraction	每天消费的水占整个水的份额
formula[AGE]	来自婴儿配方食品的铅摄入量
formulaConc	婴儿配方食品中的铅浓度
formula_Consump[AGE]	每天按配方的消费量
FountainConc	泉水铅浓度
FountainFraction	每天泉水消费占整个水的份额
fruitFraction	来自超市的水果消费份额
geo_mean	几何平均
GSD	几何标准差
HCT0	出生时的血细胞比容
HomeFlushedConc	家庭冲洗水铅浓度

续表

参　数　名	说　明
HomeFlushedFraction	家庭冲洗水份额
HouseFraction	来自住宅的粉尘暴露份额
INAIR[AGE]	来自空气的铅摄入量
InBeverage[AGE]	来自饮料的铅摄入量
InBread[AGE]	来自面包的铅摄入量
InCandy[AGE]	来自糖果的铅摄入量
InCanFruit[AGE]	来自水果罐头的铅摄入量
InCanVeg[AGE]	来自罐装蔬菜的铅摄入量
InDairy[AGE]	来自乳制品的铅摄入量
INDIET[AGE]	来自膳食的铅摄入量
IndoorConc[AGE]	室内空气中的铅浓度
indoorpercent	室内室外粉尘铅浓度的比率
INDUST[AGE]	来自家庭粉尘的铅摄入量
INDUSTA[AGE]	来自另外的粉尘源的铅摄入量
infant[AGE]	来自婴儿食品的铅摄入量
infantConc	婴儿食品中的铅浓度
infant_Consump[AGE]	每天婴儿品的消费量
InFish[AGE]	来自鱼的铅摄入量
INFLOW[STEPS]	从器官输入到血浆细胞外液池的铅
InFormula[AGE]	从婴儿配方食品中摄入的铅
InFrFruit[AGE]	从非家庭种植的新鲜水果中摄入的铅

续表

参　数　名	说　　明
InFrVeg[AGE]	从非家庭种植的新鲜蔬菜中摄入的铅
InGame[AGE]	从狩猎动物肉中摄入的铅
InHomeFruit[AGE]	从家庭种植的水果中摄入的铅
InHomeVeg[AGE]	从家庭种植的蔬菜中摄入的铅
InInfant[AGE]	从婴儿食品中摄入的铅
InJuice[AGE]	从果汁中摄入的铅
InMeat[AGE]	从非狩猎动物肉中摄入的铅
InNuts[AGE]	从坚果中摄入的铅
INOTHER[AGE]	合并其他来源摄入的铅,如漆芯片、药品等
InOtherDiet[AGE]	合并乳品、果汁、坚果、饮料、面包、酱、糖果、婴幼儿配方食品等摄入的铅
InPasta[AGE]	从面食摄入的铅
InSauce[AGE]	从酱汁摄入的铅